Manuale Completo dell'Operatore Socio-Sanitario: Guida Approfondita alle Competenze, alle Pratiche e agli Sviluppi Futuri nel Settore dell'Assistenza

Strumenti, Strategie e Riflessioni per la Crescita Professionale: Dalla Relazione con Pazienti e Famiglie, alla Gestione delle Emergenze, fino al Benessere dell'Operatore e alle Prospettive Future nel Campo Socio-Sanitario

Angelica Taddeini

1. **Introduzione all'Operatore Socio Sanitario**
   - Definizione e ruolo dell'OSS
   - Ambiti di lavoro e responsabilità
2. **Requisiti di Base**
   - Titoli di studio necessari
   - Abilità personali e qualità
3. **Formazione e Certificazione**
   - Corsi di formazione riconosciuti
   - Processo di certificazione
4. **Competenze Tecniche**
   - Assistenza di base
   - Primo soccorso
   - Procedure di igiene
5. **Competenze Relazionali**
   - Comunicazione efficace
   - Empatia e ascolto attivo
   - Gestione dei conflitti
6. **Aspetti Legali ed Etici**
   - Normative vigenti
   - Riservatezza e protezione dei dati
   - Codice deontologico
7. **Inserimento nel Mercato del Lavoro**
   - Ricerca di lavoro come OSS
   - Preparazione del CV e lettera di presentazione
   - Colloquio di lavoro
8. **Ambiente di Lavoro**
   - Strutture sanitarie e sociali

- Dieta equilibrata e personalizzata
- Disturbi alimentari e prevenzione

16. **Igiene Personale e Ambientale**
- Tecniche di igiene personale
- Pulizia e sanificazione degli ambienti
- Prevenzione delle infezioni

17. **Gestione delle Risorse**
- Gestione del tempo
- Organizzazione del lavoro
- Risparmio e uso efficiente delle risorse

18. **Tecnologia e Strumenti di Lavoro**
- Uso dei dispositivi medici
- Software di gestione pazienti
- Tecnologie assistive

19. **Comunicazione e Informazione**
- Tecniche di comunicazione efficace
- Informazione e formazione continua
- Relazione con i media

20. **Etica Professionale**
- Principi etici dell'OSS
- Rispetto della dignità umana
- Responsabilità sociale

21. **Sviluppo Professionale**
- Formazione continua
- Specializzazioni e corsi avanzati
- Networking e associazionismo

22. **Gestione delle Emergenze**
- Protocolli di emergenza
- Gestione dello stress in situazioni critiche

1. Introduzione all'Operatore Socio Sanitario

Definizione e Ruolo dell'OSS

Un Operatore Socio Sanitario (OSS) è un professionista che opera nel campo socio-sanitario e assistenziale. L'OSS fornisce supporto e assistenza a individui che necessitano di aiuto a causa di malattia, disabilità, invecchiamento o altre condizioni. Il suo ruolo principale è quello di promuovere il benessere e migliorare la qualità della vita delle persone assistite.

L'OSS svolge diverse attività, tra cui:

- Assistenza di base: aiutare le persone nelle attività quotidiane come mangiare, vestirsi, igiene personale.
- Monitoraggio dei vitali: misurazione della pressione arteriosa, temperatura, frequenza cardiaca e respiratoria.
- Somministrazione di farmaci: sotto la supervisione di un medico o infermiere.
- Supporto psicologico: offrire ascolto, empatia e supporto morale ai pazienti e alle loro famiglie.
- Educazione alla salute: promuovere stili di vita sani e fornire informazioni su alimentazione, esercizio fisico e prevenzione.

Ambiti di Lavoro e Responsabilità

Gli Operatori Socio Sanitari possono trovare occupazione in diverse strutture e settori, quali:

- **Ospedali e Cliniche:** L'OSS assiste il personale medico e infermieristico nella cura dei pazienti, esegue procedure di base e si occupa dell'igiene e confort dei malati.
- **Case di Cura e Residenze Sanitarie Assistite (RSA):** In questi contesti, l'OSS si occupa principalmente di anziani, aiutandoli nelle attività quotidiane e monitorando il loro stato di salute.
- **Servizi Domiciliari:** L'OSS può assistere persone anziane, disabili o malate direttamente a casa loro, favorendo il mantenimento dell'autonomia e migliorando la qualità della vita.
- **Centri di Riabilitazione:** In questi centri, l'OSS supporta i pazienti nei percorsi di riabilitazione, collaborando con fisioterapisti e altri professionisti sanitari.
- **Servizi Sociali e Comunitari:** L'OSS può lavorare con persone svantaggiate, minori a rischio, immigrati e rifugiati, offrendo supporto e assistenza.

Le responsabilità dell'OSS variano in base al contesto lavorativo, ma solitamente includono la cura diretta del paziente, il sostegno psicologico, l'educazione sanitaria, la collaborazione con altri professionisti della salute e l'adempimento di compiti amministrativi di base.

In questo libro, esploreremo più approfonditamente i vari aspetti del ruolo dell'Operatore Socio Sanitario, fornendo informazioni dettagliate, consigli pratici e approfondimenti utili per coloro che aspirano a intraprendere questa professione.

L'Operatore Socio Sanitario svolge un ruolo cruciale nel sistema sanitario, funzionando come collante tra vari settori della cura e assistenza. Esercitando un'ampia gamma di compiti, l'OSS deve essere versatilo e capace di adattarsi a diverse situazioni e esigenze dei pazienti. La definizione di questo ruolo non può essere quindi statica, ma deve necessariamente prendere in considerazione la varietà di scenari in cui l'OSS è chiamato a operare.

Un aspetto fondamentale del lavoro dell'OSS è la capacità di stabilire un rapporto umano con la persona assistita. L'importanza della relazione tra l'OSS e il paziente è centrale, poiché contribuisce significativamente alla qualità dell'assistenza fornita e all'esperienza complessiva del paziente. Attraverso un approccio empatico e rispettoso, l'OSS è in grado di rassicurare il paziente, guadagnare la sua fiducia e collaborare efficacemente con lui per raggiungere gli obiettivi di cura.

Oltre alla competenza nelle attività pratiche e tecniche, l'OSS deve possedere una solida conoscenza del contesto socio-sanitario in cui opera. Questo significa avere una comprensione delle politiche sanitarie, delle normative vigenti, dei diritti dei pazienti e delle questioni etiche relative all'assistenza. Essere informati e consapevoli di tali temi permette all'OSS di agire in modo appropriato, difendere gli interessi dei pazienti e contribuire al miglioramento del sistema sanitario.

La professione dell'OSS richiede inoltre una formazione continua e aggiornamento. Dato il rapido progresso della medicina e delle tecnologie sanitarie, l'OSS deve essere sempre al passo con le nuove scoperte, tecniche e prassi. Partecipare a corsi, seminari e workshop non solo arricchisce le competenze dell'OSS, ma rafforza anche il suo senso di professionalità e dedizione al mestiere.

La diversità degli ambienti di lavoro in cui l'OSS può operare richiede una capacità di adattamento e flessibilità. Che si tratti di assistere un paziente a letto, di collaborare con un team medico in ospedale, o di aiutare una persona disabile a casa sua, l'OSS deve essere in grado di rispondere in modo efficace e compassionevole a una vasta gamma di bisogni e situazioni.

Inoltre, la collaborazione con altri professionisti sanitari, come medici, infermieri, fisioterapisti e assistenti sociali, è una componente chiave del ruolo dell'OSS. Lavorare in sinergia con altri esperti permette una gestione olistica del paziente, dove ogni aspetto della sua salute e benessere è considerato e curato. La comunicazione efficace, il rispetto reciproco e la comprensione dei ruoli di ciascuno sono fondamentali per creare un ambiente di lavoro coeso e produttivo.

L'OSS deve anche essere preparato a gestire situazioni emotivamente difficili e stressanti. La sofferenza, la malattia e talvolta la morte sono realtà con cui l'OSS deve confrontarsi quotidianamente. Saper gestire le proprie emozioni, offrire supporto emotivo ai pazienti e alle loro famiglie e trovare strategie di coping sono competenze essenziali per la professione. Non meno importante, l'OSS ha un ruolo attivo nella promozione della salute e nella prevenzione delle malattie. Educare i pazienti su stili di vita sani, alimentazione corretta, esercizio fisico e aderenza alle terapie fa parte del compito dell'OSS. Attraverso l'educazione e la promozione della salute, l'OSS contribuisce non solo al benessere individuale, ma anche alla salute pubblica e al miglioramento della comunità.

In sintesi, l'Operatore Socio Sanitario è una figura professionale multidimensionale, il cui ruolo si estende ben oltre l'assistenza diretta. L'OSS è un educatore, un sostenitore, un collaboratore e un agente di cambiamento, la cui presenza è indispensabile per il funzionamento efficace e umano del sistema sanitario.

L'Operatore Socio Sanitario, in quanto professionista, affronta ogni giorno sfide e opportunità che richiedono una profonda sensibilità umana e competenze tecniche. Allo stesso tempo, deve essere pronto ad accogliere l'innovazione e a sfruttare gli strumenti tecnologici emergenti che possono migliorare l'assistenza al paziente.

Un altro elemento cruciale del ruolo dell'OSS è la capacità di operare in maniera autonoma pur mantenendo un forte spirito di squadra. La natura del lavoro può comportare situazioni in cui decisioni rapide e azioni immediate sono essenziali. Eppure, ogni decisione e azione deve essere sempre allineata con le linee guida della struttura in cui opera e con il piano di assistenza del paziente.

La consapevolezza culturale è un altro aspetto fondamentale del lavoro dell'OSS. Viviamo in una società sempre più diversificata, in cui la comprensione delle differenze culturali e il rispetto per la diversità sono essenziali. L'OSS deve essere in grado di comunicare efficacemente con persone di diverse origini culturali, età, religioni e orientamenti sessuali, e adattare le modalità di assistenza alle specifiche esigenze e preferenze di ciascun individuo.

Un'altra competenza indispensabile per un OSS è la gestione del tempo e delle priorità. Gli operatori sono spesso chiamati a gestire contemporaneamente diverse attività e a rispondere a bisogni urgenti. Saper organizzare il proprio tempo, stabilire priorità e mantenere un equilibrio tra urgenza ed efficienza è vitale per fornire un'assistenza di qualità e mantenere il benessere personale.

È anche necessario sottolineare l'importanza dell'etica professionale per un OSS. La riservatezza, l'integrità e l'onestà sono valori fondamentali che ogni operatore deve rispettare. La protezione della privacy dei pazienti, la sicurezza nelle pratiche di assistenza e il rispetto delle normative vigenti sono responsabilità non negoziabili di ogni professionista sanitario.

L'OSS, inoltre, deve sviluppare e mantenere buone abilità di problem solving. Ogni giorno, l'OSS può incontrare situazioni impreviste o complesse che richiedono soluzioni creative e pragmatiche. Essere in grado di pensare in modo critico, valutare le opzioni disponibili e agire in modo decisivo sono abilità chiave per affrontare le sfide quotidiane del lavoro.

Un elemento essenziale, che arricchisce la professione dell'OSS, è il continuo sviluppo personale e professionale. Riflettere sulle proprie pratiche, ricevere feedback, apprendere da esperienze e situazioni sono tutti fattori che contribuiscono alla crescita dell'OSS come individuo e come professionista. Inoltre, la ricerca dell'eccellenza e la volontà di migliorare continuamente sono atteggiamenti che caratterizzano i professionisti di successo.

Nell'ambito dell'assistenza, l'OSS non è solo un esecutore di compiti, ma è anche un osservatore attento e un ascoltatore empatico. Capire le esigenze non espresse, riconoscere i segnali di disagio e anticipare le necessità sono competenze che fanno la differenza nella qualità dell'assistenza fornita.

Inoltre, l'OSS ha un ruolo fondamentale nella prevenzione e nel controllo delle infezioni. La conoscenza delle norme igieniche, delle tecniche di sterilizzazione e delle precauzioni da adottare è essenziale per garantire un ambiente sicuro per i pazienti e per gli altri operatori sanitari.

Il coinvolgimento delle famiglie e delle reti di supporto dei pazienti è un altro aspetto centrale del lavoro dell'OSS. Lavorare in collaborazione con le famiglie, fornire loro informazioni e supporto e coinvolgerle nel piano di assistenza contribuisce a creare un ambiente di cura olistico e centrato sulla persona.

Infine, la resilienza e il benessere emotivo sono qualità indispensabili per un OSS. Affrontare situazioni stressanti, gestire la pressione e mantenere un atteggiamento positivo sono essenziali per la longevità nella professione e per il benessere dei pazienti assistiti.

Nell'ambito della professione dell'Operatore Socio Sanitario (OSS), la gestione delle relazioni interpersonali è di fondamentale importanza. La relazione tra l'OSS e il paziente è il fulcro attorno al quale ruota l'intero processo di assistenza. Una comunicazione efficace, l'empatia e la pazienza sono qualità indispensabili per costruire un rapporto di fiducia, che è alla base di un'assistenza di successo.

L'OSS è spesso la figura sanitaria più vicina al paziente e alla sua famiglia, pertanto, il suo ruolo nella gestione delle dinamiche relazionali è cruciale. Essere in grado di gestire conflitti, comprendere e mitigare le ansie e le paure dei pazienti e delle loro famiglie sono aspetti chiave del lavoro quotidiano dell'OSS. L'abilità nell'ascoltare e nel comprendere le preoccupazioni e i bisogni altrui contribuisce a creare un ambiente di cura positivo e supportivo. Oltre all'assistenza diretta, l'OSS è anche chiamato a svolgere compiti amministrativi e organizzativi. La gestione della documentazione, la pianificazione delle attività e la collaborazione con altri reparti e servizi sono attività che richiedono precisione, attenzione ai dettagli e capacità organizzative. La buona riuscita di queste attività è essenziale per garantire un servizio efficiente e per soddisfare le esigenze dei pazienti.

Un altro aspetto che caratterizza la professione dell'OSS è la promozione dell'autonomia del paziente. L'obiettivo non è solo quello di assistere, ma anche di educare e incoraggiare il paziente a mantenere e migliorare le proprie abilità e capacità. L'OSS deve quindi avere competenze pedagogiche e motivazionali per stimolare il paziente e guidarlo verso l'autonomia.

Nell'esercizio delle sue funzioni, l'OSS deve anche adottare un approccio multidisciplinare. La collaborazione con vari professionisti sanitari permette di integrare diverse competenze e conoscenze per il bene del paziente. Questo approccio richiede flessibilità, apertura mentale e la capacità di lavorare in un team.

La gestione dello stress è un altro elemento chiave della professione. Gli OSS possono trovarsi a fronteggiare situazioni di emergenza, a gestire casi complessi e a confrontarsi con situazioni emotivamente impegnative. La capacità di mantenere la calma, di reagire rapidamente e di prendersi cura del proprio benessere psicofisico è essenziale per affrontare le sfide del mestiere.

L'OSS deve inoltre essere sempre consapevole dell'evoluzione delle normative e degli standard di qualità nel settore sanitario. Mantenere un alto livello di professionalità richiede una formazione continua e l'aggiornamento costante su leggi, protocolli e migliori pratiche del settore.

La promozione della salute mentale è un altro ambito in cui l'OSS può avere un impatto significativo. La comprensione delle questioni relative alla salute mentale, la capacità di riconoscere i segni di distress psicologico e la conoscenza delle risorse disponibili sono competenze che permettono all'OSS di intervenire tempestivamente e di orientare il paziente verso i servizi appropriati.

Infine, il ruolo dell'OSS nel sistema sanitario è in continua evoluzione. L'emergere di nuovi bisogni sanitari, l'evoluzione demografica e i progressi tecnologici richiedono agli OSS di essere proattivi, aperti al cambiamento e pronti ad acquisire nuove competenze. La loro capacità di adattarsi e di crescere professionalmente contribuisce non solo al loro successo individuale, ma anche al progresso dell'intero settore socio-sanitario.

In conclusione, delineare il ruolo e le responsabilità dell'Operatore Socio Sanitario (OSS) è fondamentale per comprendere la poliedricità e la profondità di questa professione nel settore sanitario. L'OSS è un punto di riferimento insostituibile all'interno del percorso di cura del paziente, grazie alla sua vicinanza quotidiana a pazienti e famiglie e alla sua abilità nel gestire una vasta gamma di compiti e responsabilità.

La varietà delle competenze richieste, che spaziano dall'assistenza diretta alla gestione amministrativa, dalla promozione dell'autonomia del paziente alla collaborazione multidisciplinare, riflette la ricchezza e la complessità del ruolo dell'OSS. È quindi essenziale per l'OSS mantenere un alto standard professionale attraverso la formazione continua e l'aggiornamento costante, al fine di rispondere alle esigenze in continua evoluzione del settore sanitario.

Inoltre, l'abilità nel gestire le relazioni interpersonali, l'empatia, la pazienza, e la capacità di comunicazione sono qualità fondamentali per costruire un rapporto di fiducia con il paziente e la sua famiglia. Questo rapporto è la base per un'assistenza efficace e personalizzata, che tiene conto delle specificità e dei bisogni di ciascun individuo.

La resilienza e la gestione dello stress sono altrettanto cruciali, poiché l'OSS è spesso esposto a situazioni emotivamente impegnative e a casi complessi. Mantenere il proprio benessere psicofisico è vitale per garantire un'assistenza di qualità e per affrontare con serenità le sfide quotidiane della professione.

La conoscenza e il rispetto delle normative vigenti, l'etica professionale, e la consapevolezza culturale sono principi guida dell'operato dell'OSS. Questi principi assicurano la tutela della privacy e della dignità del paziente, la sicurezza delle pratiche di assistenza, e la valorizzazione della diversità.

Infine, la capacità di adattamento e la proattività sono indispensabili in un contesto socio-sanitario in continua evoluzione. L'emergere di nuovi bisogni sanitari, l'avanzamento tecnologico e l'evoluzione demografica richiedono agli OSS di essere flessibili, innovativi e pronti ad acquisire nuove competenze.

In sintesi, il ruolo dell'Operatore Socio Sanitario è essenziale e multifacettato, richiedendo una varietà di competenze e qualità umane e professionali. L'OSS è una figura insostituibile nel panorama sanitario, contribuendo in modo significativo al benessere dei pazienti e al progresso del sistema di cura. Attraverso la formazione continua, la dedizione, l'empatia e l'integrità, l'OSS può continuare a crescere e ad arricchire il suo contributo prezioso nel settore socio-sanitario.

2. Requisiti di Base • Titoli di studio necessari • Abilità personali e qualità

Per diventare un Operatore Socio Sanitario (OSS), è essenziale soddisfare alcuni requisiti di base, sia dal punto di vista dell'istruzione formale che delle abilità personali e delle qualità individuali. Esploriamo questi requisiti in modo dettagliato:

Titoli di Studio Necessari:

1. **Diploma di Scuola Secondaria di Primo Grado:**
   - L'accesso alla formazione specifica per diventare OSS richiede il possesso di un diploma di scuola secondaria di primo grado o di un titolo equipollente.

2. **Corso di Formazione Specifico:**
   - Dopo aver conseguito il diploma, è necessario frequentare e superare un corso di formazione specifico per OSS. Questo corso, della durata di almeno 1.000 ore, si articola tra lezioni teoriche e tirocinio pratico.

3. **Esame di Stato:**
   - Al termine del corso di formazione, i candidati devono superare un esame di Stato per ottenere la qualifica di OSS. L'esame valuta le competenze teoriche e

pratiche acquisite durante il percorso formativo.

Abilità Personali e Qualità:

1. **Empatia e Compassione:**
   - L'OSS deve dimostrare un'alta capacità di empatia e compassione, fondamentali per instaurare un rapporto di fiducia e supporto con il paziente e la sua famiglia.

2. **Comunicazione Efficace:**
   - Essere in grado di comunicare chiaramente e efficacemente è cruciale per comprendere le esigenze del paziente e per lavorare efficacemente in un team sanitario.

3. **Flessibilità e Adattabilità:**
   - Lavorare nel campo socio-sanitario richiede flessibilità e capacità di adattarsi a situazioni sempre diverse e, talvolta, imprevedibili.

4. **Resilienza e Gestione dello Stress:**
   - Gli OSS spesso affrontano situazioni emotivamente impegnative, quindi la resilienza e la capacità di gestire lo stress sono qualità indispensabili.

5. **Sensibilità Culturale e Inclusività:**
   - L'OSS deve rispettare la diversità culturale dei pazienti e promuovere un ambiente inclusivo e rispettoso.

6. **Abilità Organizzative e Problem Solving:**

- Le competenze organizzative e di
  risoluzione dei problemi sono essenziali per
  gestire le diverse responsabilità quotidiane
  e per rispondere in modo efficace alle sfide
  del lavoro.

7. **Dedizione e Professionalità:**
   - La dedizione al proprio ruolo e un elevato
     senso di professionalità sono fondamentali
     per fornire assistenza di qualità e per
     continuare a crescere professionalmente.

In conclusione, diventare un Operatore Socio
Sanitario richiede una combinazione di
formazione formale, competenze pratiche, e
qualità personali. Il possesso dei titoli di studio
necessari e lo sviluppo di abilità e qualità
pertinenti sono essenziali per esercitare questa
professione con competenza ed empatia, al fine
di offrire il miglior supporto possibile a pazienti e
famiglie.

Nell'esplorare ulteriormente i requisiti di base
per diventare un Operatore Socio Sanitario
(OSS), è importante sottolineare che ogni
aspirante OSS deve avere una comprensione
profonda della natura umanitaria di questo
ruolo. La professione non si limita all'assistenza
fisica, ma si estende alla cura dell'individuo nel

suo insieme, considerando aspetti psicologici, sociali, e culturali.

Competenze Interpersonali:

1. **Ascolto Attivo:**
   - La capacità di ascoltare attivamente è fondamentale. Comprendere le preoccupazioni, i bisogni, e i desideri dei pazienti è il primo passo verso un'assistenza efficace e personalizzata.

2. **Tolleranza e Pazienza:**
   - L'OSS deve avere una grande tolleranza e pazienza, dato che spesso si troverà a lavorare con individui in situazioni di vulnerabilità o difficoltà.

3. **Conflitto e Gestione delle Criticità:**
   - La gestione dei conflitti e delle criticità è una competenza essenziale, soprattutto quando si lavora con pazienti e famiglie in momenti di stress o incertezza.

Conoscenze Teoriche e Pratiche:

1. **Principi di Igiene e Sanità:**
   - Una conoscenza approfondita dei principi di igiene e delle pratiche sanitarie è vitale per prevenire la diffusione di infezioni e garantire la sicurezza del paziente.

2. **Nozioni di Primo Soccorso:**
   - Le competenze di primo soccorso sono fondamentali. L'OSS deve essere preparato

ad agire prontamente e con efficacia in situazioni di emergenza.

3. **Conoscenza delle Normative:**
   - La conoscenza delle normative in ambito sanitario e sociale è fondamentale per operare in conformità con le leggi e gli standard di qualità.

Sviluppo Professionale:

1. **Formazione Continua:**
   - La formazione continua è imperativa nel campo socio-sanitario. L'OSS deve rimanere aggiornato su nuove tecniche, strumenti, e ricerche per offrire servizi all'avanguardia.

2. **Networking e Collaborazione:**
   - Stabilire rapporti con altri professionisti del settore, partecipare a workshop e conferenze, contribuisce allo sviluppo professionale e all'ampliamento delle competenze.

3. **Autovalutazione e Riflessione:**
   - L'autovalutazione e la riflessione regolari sono fondamentali per identificare aree di miglioramento e per sviluppare ulteriormente abilità e conoscenze.

Sensibilità Etica e Morale:

1. **Etica Professionale:**

- Mantenere standard etici elevati e agire sempre nell'interesse del paziente sono principi fondamentali per ogni OSS.

2. **Rispetto della Privacy:**
   - La riservatezza e il rispetto della privacy dei pazienti sono imperativi e devono essere osservati in ogni circostanza.

3. **Integrità e Onestà:**
   - L'integrità e l'onestà sono valori fondamentali che ogni OSS deve possedere e praticare nella sua attività professionale.

Queste competenze, conoscenze e valori aggiuntivi sono altrettanto fondamentali e complementano i requisiti di base già menzionati. Essi contribuiscono a formare un OSS competente, capace e umano, pronto a rispondere alle sfide del settore e a fornire assistenza di alta qualità.

Mentre ci addentriamo ulteriormente nei dettagli dei requisiti necessari per diventare un Operatore Socio Sanitario (OSS), è essenziale considerare anche l'importanza di sviluppare una mentalità orientata al servizio e di coltivare un impegno profondo verso il benessere altrui.

Abilità di Problem Solving Avanzato:

1. **Approccio Proattivo:**
   - Essere proattivi nella risoluzione dei problemi e nel prendere l'iniziativa può fare una grande differenza nell'efficacia dell'assistenza.
2. **Pensiero Critico:**
   - Lo sviluppo del pensiero critico è essenziale per valutare situazioni, prendere decisioni informate e fornire la migliore assistenza possibile.
3. **Creatività e Innovazione:**
   - Trovare soluzioni creative ai problemi può migliorare significativamente la qualità della cura e l'esperienza dei pazienti.

Abilità di Lavoro in Squadra:

1. **Collaborazione Interdisciplinare:**
   - La capacità di lavorare efficacemente con professionisti di diverse discipline è vitale per garantire un'assistenza olistica e integrata.
2. **Feedback Costruttivo:**
   - Dare e ricevere feedback in modo costruttivo contribuisce al miglioramento continuo del team e dell'individuo.
3. **Leadership e Influencing:**
   - Anche se l'OSS non è in una posizione gerarchica, le abilità di leadership e di

influenzare positivamente gli altri sono importanti.

Salute e Benessere Personale:

1. **Autocura e Mindfulness:**
   - Praticare l'autocura e la mindfulness aiuta a mantenere l'equilibrio emotivo e a gestire lo stress, elementi chiave per chi lavora nel settore sanitario.

2. **Attività Fisica e Alimentazione Equilibrata:**
   - Mantenere uno stile di vita sano attraverso l'esercizio fisico e un'alimentazione equilibrata è fondamentale per sostenere le richieste fisiche e mentali del lavoro.

3. **Gestione del Tempo e Organizzazione:**
   - Ottimizzare la gestione del tempo e organizzare efficacemente le attività quotidiane sono abilità cruciali per bilanciare le esigenze lavorative e personali.

Crescita e Sviluppo Personale:

1. **Apprendimento Permanente:**
   - L'adozione di un approccio di apprendimento permanente è indispensabile in un campo in continua evoluzione come quello socio-sanitario.

2. **Definizione degli Obiettivi e Pianificazione:**
   - Definire obiettivi chiari e realizzare piani di sviluppo personale contribuisce alla

crescita professionale e all'adattabilità nel ruolo.

3. **Networking e Appartenenza a Associazioni Professionali:**
   - La partecipazione a reti professionali e l'adesione a associazioni del settore può offrire opportunità di formazione, aggiornamento e scambio di buone pratiche.

Incorporando queste abilità e principi nella pratica quotidiana, un OSS può elevare il proprio livello di competenza e migliorare continuamente la qualità dell'assistenza fornita. La combinazione di requisiti formali, competenze interpersonali e sviluppo continuo forma la base per una carriera soddisfacente e di successo come Operatore Socio Sanitario.

Continuando ad esaminare i requisiti per diventare un Operatore Socio Sanitario (OSS), è fondamentale evidenziare che il percorso per raggiungere l'eccellenza in questo campo non si ferma all'ottenimento della qualifica. Infatti, l'ambito socio-sanitario è in continua evoluzione e richiede un impegno costante nel mantenere e accrescere le competenze necessarie.

Abilità Tecnologiche:
1. **Competenze Digitali:**
   - Avere una buona dimestichezza con le tecnologie digitali è diventato indispensabile, poiché molte strutture sanitarie utilizzano software e applicazioni per la gestione dei pazienti.
2. **Aggiornamento su Strumenti e Tecnologie:**
   - L'OSS deve essere sempre aggiornato sulle nuove tecnologie e strumenti disponibili che possono migliorare l'efficienza e l'efficacia dell'assistenza.
3. **Utilizzo dei Social Media:**
   - Comprendere l'uso etico e professionale dei social media è importante, data la loro pervasività nella comunicazione moderna.

Conoscenza della Comunità:
1. **Risorse Comunitarie:**
   - Conoscere le risorse disponibili nella comunità può aiutare l'OSS a indirizzare i pazienti verso servizi e supporti aggiuntivi.
2. **Dinamiche Socio-Culturali:**
   - Avere consapevolezza delle diverse dinamiche socio-culturali all'interno della comunità è fondamentale per offrire un'assistenza culturalmente competente.
3. **Volontariato e Iniziativa Sociale:**

- Partecipare a attività di volontariato e iniziative sociali può arricchire la comprensione delle esigenze della comunità e rafforzare il senso di appartenenza e responsabilità.

Conoscenze Multidisciplinari:

1. **Conoscenze Mediche di Base:**
   - Avere una solida comprensione delle conoscenze mediche di base è essenziale per interpretare le informazioni cliniche e collaborare efficacemente con altri professionisti sanitari.

2. **Psicologia e Comportamento Umano:**
   - Una comprensione di base della psicologia e del comportamento umano può aiutare a comprendere meglio le reazioni e i bisogni dei pazienti.

3. **Sociologia e Antropologia:**
   - Conoscenze in sociologia e antropologia possono essere utili per capire le strutture sociali e i contesti culturali in cui si inseriscono i pazienti.

Sviluppo della Leadership:

1. **Autoleadership:**
   - Sviluppare l'autoleadership è fondamentale per autoregolarsi, motivarsi e prendere decisioni responsabili nel contesto lavorativo.

2. **Leadership Situazionale:**

- L'applicazione della leadership situazionale può aiutare a identificare e adottare stili di leadership più efficaci in base alle circostanze.

3. **Mentoring e Coaching:**
   - Partecipare a programmi di mentoring e coaching può facilitare la crescita professionale e lo sviluppo di nuove competenze.

L'approfondimento continuo in questi ambiti permette all'OSS di rimanere competitivo nel campo socio-sanitario, adattandosi alle mutate esigenze del settore e fornendo un'assistenza sempre più qualificata e centrata sulla persona.

Sottolineando ulteriormente la complessità e la molteplicità delle competenze richieste per essere un efficace Operatore Socio Sanitario (OSS), è fondamentale riflettere su come l'empatia, la resilienza e la flessibilità sono altrettanto cruciali per affrontare le sfide quotidiane di questo ruolo.

Empatia e Comunicazione:

1. **Ascolto Attivo:**
   - L'abilità nell'ascolto attivo è centrale per comprendere veramente le esigenze e le preoccupazioni dei pazienti e dei loro

familiari, creando un ambiente di fiducia e rispetto.

2. **Comunicazione Non Verbale:**
   - Riconoscere e interpretare la comunicazione non verbale può rivelare informazioni essenziali sul benessere emotivo e fisico dei pazienti.

3. **Espressione Empatica:**
   - Esprimere empatia attraverso parole e azioni può fornire conforto e sostegno, specialmente in situazioni di stress o difficoltà.

Resilienza e Gestione dello Stress:

1. **Tecniche di Rilassamento:**
   - Apprendere e applicare tecniche di rilassamento può aiutare a gestire lo stress quotidiano e mantenere l'efficacia lavorativa.

2. **Riflessione e Debriefing:**
   - La riflessione regolare e il debriefing dopo situazioni difficili possono aiutare a elaborare le esperienze e a sviluppare strategie adattative.

3. **Rete di Supporto:**
   - Costruire e mantenere una solida rete di supporto tra colleghi, amici e familiari è fondamentale per la resilienza emotiva.

Flessibilità e Adattabilità:

1. **Approccio Olistico:**

- Adottare un approccio olistico, che consideri tutti gli aspetti del benessere della persona, permette di adattare l'assistenza alle diverse esigenze dei pazienti.

2. **Apprendimento Continuo:**
   - Mantenere un atteggiamento aperto e un impegno verso l'apprendimento continuo è essenziale per rimanere aggiornati e adattarsi ai cambiamenti nel campo socio-sanitario.

3. **Gestione del Cambiamento:**
   - Sviluppare competenze nella gestione del cambiamento può aiutare a navigare efficacemente attraverso le trasformazioni nel sistema sanitario e nelle pratiche di lavoro.

Etica e Integrità Professionale:

1. **Confidenzialità e Privacy:**
   - Rispettare la confidenzialità e la privacy dei pazienti è un principio cardine nell'ambito sanitario, e ogni OSS deve essere scrupoloso nel mantenere gli standard etici.

2. **Rispetto per la Diversità:**
   - Valorizzare e rispettare la diversità culturale, etnica, di genere e di orientamento sessuale è essenziale per fornire un'assistenza equa e inclusiva.

3. **Responsabilità e Autonomia:**

- Esercitare la propria professione con responsabilità e autonomia, nel rispetto delle norme e delle linee guida, è un segno distintivo della professionalità nell'assistenza sanitaria.

Questi aspetti, integrati con le competenze tecniche e relazionali, costituiscono il tessuto delle qualità distintive di un Operatore Socio Sanitario, contribuendo a definire l'unicità e l'importanza di questo ruolo all'interno del sistema sanitario e sociale.

In sintesi, diventare un Operatore Socio Sanitario (OSS) richiede non solo una formazione accademica e pratica solida, ma anche lo sviluppo e il perfezionamento di un insieme variegato di competenze e qualità personali. Dalla conoscenza tecnologica all'empatia, dalla resilienza alla flessibilità, ogni aspetto è un mattoncino che contribuisce a costruire un professionista completo e competente.

L'importanza dell'empatia e delle abilità comunicative non può essere sottovalutata, in quanto permettono all'OSS di stabilire un rapporto di fiducia e di comprensione reciproca con pazienti e familiari. L'ascolto attivo, la consapevolezza della comunicazione non verbale e l'espressione empatica sono elementi chiave per creare un ambiente rassicurante e di supporto. Allo stesso tempo, la resilienza e le strategie di gestione dello stress sono fondamentali per mantenere il benessere psicologico dell'operatore, soprattutto di fronte alle sfide e alle pressioni quotidiane. La capacità di riflettere, di apprendere da ogni situazione e di contare su una solida rete di supporto sono tutte strategie che contribuiscono alla longevità e all'efficacia nella professione.

La flessibilità e l'adattabilità, insieme all'approccio olistico, sono essenziali in un settore in continua evoluzione come quello socio-sanitario. L'OSS deve essere in grado di aggiornarsi continuamente, di adattare le proprie prassi e di gestire i cambiamenti con proattività e apertura mentale.

Infine, la dimostrazione di etica e integrità professionale attraverso il rispetto della confidenzialità, della diversità e l'esercizio responsabile della professione è un pilastro della fiducia dei pazienti e dell'immagine dell'OSS all'interno della comunità e del sistema sanitario. Tutti questi elementi, uniti alla competenza tecnica e alla conoscenza multidisciplinare, delineano il profilo di un Operatore Socio Sanitario competente, capace di offrire un'assistenza centrata sulla persona, culturalmente competente e in linea con gli standard etici e di qualità del settore.

In conclusione, la professione di Operatore Socio Sanitario non è solo una questione di competenze acquisite, ma è anche e soprattutto una questione di sviluppo personale, di crescita continua e di dedizione alla cura e al benessere del prossimo. Attraverso la formazione, l'esperienza sul campo e l'auto-riflessione, l'OSS può aspirare ad eccellere in ogni aspetto del suo ruolo, contribuendo in modo significativo al sistema socio-sanitario e alla qualità della vita delle persone assistite.

3. Formazione e Certificazione • Corsi di formazione riconosciuti • Processo di certificazione

Formazione e Certificazione

Per diventare un Operatore Socio Sanitario (OSS), è necessario seguire un percorso formativo specifico e ottenere la certificazione necessaria. Questo percorso assicura che gli aspiranti OSS acquisiscano le conoscenze e le competenze necessarie per svolgere il loro ruolo in modo efficace e sicuro.

Corsi di Formazione Riconosciuti:

1. **Contenuto del Corso:** I corsi di formazione riconosciuti sono strutturati per fornire una solida base teorica e pratica in materie come anatomia, fisiologia, igiene, psicologia, sociologia e primo soccorso. Inoltre, vengono trattate tematiche specifiche relative all'assistenza diretta e alla promozione del benessere della persona.

2. **Durata e Struttura:** Generalmente, la durata dei corsi di formazione per OSS varia, ma solitamente comprende diverse centinaia di ore, suddivise tra lezioni teoriche, laboratori pratici e tirocinio sul campo, che permette di acquisire esperienza pratica sotto la supervisione di professionisti esperti.

3. **Requisiti di Ammissione:** Per accedere ai corsi di formazione, è spesso richiesto il possesso di un diploma di scuola secondaria di primo grado o qualifica equivalente. Inoltre, possono essere previsti test di ammissione o colloqui per valutare l'idoneità del candidato.

4. **Enti di Formazione:** I corsi di formazione per OSS possono essere erogati da istituti tecnici, scuole professionali, università, o enti di formazione accreditati dalle Regioni, che assicurano il rispetto degli standard qualitativi e formativi stabiliti a livello nazionale.

Processo di Certificazione:

1. **Esame Finale:** Al termine del corso di formazione, i candidati devono superare un esame finale, che solitamente include una prova scritta, una orale e una pratica, per dimostrare la padronanza delle competenze e delle conoscenze acquisite.

2. **Rilascio dell'Attestato:** Una volta superato l'esame finale, viene rilasciato un attestato di qualifica professionale di Operatore Socio Sanitario. Questo attestato è riconosciuto a livello nazionale e permette di lavorare sia nel settore pubblico che privato.

3. **Iscrizione agli Albi Professionali:** Gli OSS qualificati possono essere richiesti di iscriversi agli Albi Professionali o ad altri registri regionali o nazionali, a seconda della normativa vigente nella specifica Regione o Stato.

4. **Formazione Continua:** Una volta entrati nel mondo del lavoro, gli OSS hanno il dovere di mantenere e aggiornare le proprie competenze attraverso la partecipazione a corsi di formazione continua, seminari e workshop, in modo da garantire la qualità dell'assistenza erogata.
In conclusione, il percorso di formazione e certificazione per diventare un Operatore Socio Sanitario è ben definito e regolamentato, mirato a preparare adeguatamente gli aspiranti OSS per affrontare le sfide della professione e fornire assistenza di alta qualità ai pazienti.

Proseguendo nella disamina del percorso di formazione e certificazione per diventare un Operatore Socio Sanitario (OSS), è essenziale sottolineare l'importanza delle competenze pratiche e dell'esperienza sul campo. Il tirocinio, svolto in strutture sanitarie, ospedali, case di riposo o altri enti che offrono servizi socio-sanitari, consente agli studenti di applicare in un contesto reale quanto appreso in aula, confrontandosi con le diverse realtà del lavoro. L'esperienza pratica è fondamentale per sviluppare abilità come la gestione del rapporto con il paziente, la collaborazione con altri professionisti sanitari, e la risoluzione di problemi in situazioni quotidiane e di emergenza. Questo periodo di tirocinio è anche un'occasione per ricevere feedback costruttivi da parte dei tutor e dei colleghi, permettendo ai futuri OSS di affinare le loro competenze e di acquisire maggiore sicurezza nelle proprie capacità.

È importante anche sottolineare l'importanza del costante aggiornamento delle competenze una volta ottenuta la qualifica. Il settore socio-sanitario è in continuo sviluppo e presenta frequenti innovazioni, sia in termini di tecnologie che di metodologie di lavoro. Gli OSS devono quindi essere proattivi nel cercare opportunità di formazione continua, partecipando a corsi, convegni e seminari specifici, per rimanere aggiornati sulle migliori pratiche e sugli standard del settore.

Inoltre, la normativa in materia di certificazione può subire variazioni e aggiornamenti, quindi è cruciale che l'OSS sia informato su eventuali modifiche ai requisiti di certificazione o agli standard professionali. Mantenere la compliance con le normative vigenti è non solo un obbligo legale, ma contribuisce anche a rafforzare la reputazione professionale e la fiducia da parte di pazienti e colleghi.

L'attenzione all'etica professionale e all'umanizzazione dell'assistenza è un altro elemento chiave della formazione e della pratica dell'OSS. Attraverso esercitazioni, discussioni di casi e riflessioni etiche, gli aspiranti OSS sono incoraggiati a sviluppare un approccio centrato sulla persona, rispettoso della dignità e dei diritti dei pazienti, e attento alla diversità culturale e sociale.

Un ulteriore aspetto da considerare è l'importanza della rete di contatti professionale. Creare e mantenere relazioni positive con altri operatori del settore, partecipare a gruppi di lavoro o associazioni professionali, può offrire supporto, scambio di conoscenze e opportunità di crescita professionale. La condivisione di esperienze e la collaborazione tra pari sono fondamentali per l'arricchimento personale e l'evoluzione della professione.

Esplorando ulteriormente il percorso formativo e la certificazione dell'Operatore Socio Sanitario (OSS), va sottolineata l'importanza della formazione interdisciplinare. Il settore socio-sanitario è intrinsecamente interconnesso, pertanto, la formazione dell'OSS dovrebbe includere l'apprendimento di concetti chiave da varie discipline, tra cui medicina, assistenza sociale, psicologia, etica e diritto. Questo approccio interdisciplinare prepara l'OSS ad affrontare una vasta gamma di situazioni e sfide, permettendogli di fornire un'assistenza olistica e di lavorare efficacemente in squadra con altri professionisti del settore.

Anche la digitalizzazione del settore sanitario pone nuove sfide e opportunità per l'OSS. Pertanto, l'inclusione nella formazione di moduli dedicati all'uso delle tecnologie digitali e delle soluzioni informatiche è cruciale. Questo permette all'OSS di familiarizzare con i sistemi di registrazione elettronici, le piattaforme di telemedicina e altri strumenti tecnologici che stanno diventando sempre più prevalenti nel contesto sanitario.

Il ruolo dell'OSS si sta anche evolvendo in risposta alle mutevoli esigenze della società e ai cambiamenti demografici. L'invecchiamento della popolazione, l'aumento delle malattie croniche e la crescente attenzione alla salute mentale richiedono una formazione sempre più specializzata e un aggiornamento continuo. Corsi e seminari su temi come la gestione delle malattie croniche, la geriatria, la salute mentale e la riabilitazione possono arricchire il profilo professionale dell'OSS e ampliare il suo campo di intervento.

La capacità di autogestione e di autoapprendimento è un altro elemento fondamentale nel percorso di formazione dell'OSS. L'apprendimento non termina con la conclusione del corso di formazione iniziale, ma è un processo continuo che richiede motivazione, curiosità e impegno. L'OSS deve essere in grado di identificare le proprie aree di miglioramento, cercare risorse formative pertinenti e applicare nuove conoscenze e competenze nella pratica quotidiana.

Un aspetto spesso trascurato, ma di fondamentale importanza, è la salute e il benessere dell'OSS stesso. La formazione dovrebbe quindi includere moduli dedicati alla gestione dello stress, alla prevenzione del burnout e alla promozione di stili di vita salutari.

L'OSS deve imparare a prendersi cura di sé per poter prendersi cura degli altri in modo efficace e sostenibile.

Infine, l'importanza della valutazione e del feedback nel percorso formativo non può essere sottovalutata. La valutazione continua delle competenze e delle conoscenze acquisite, unita al feedback costruttivo da parte dei docenti e dei tutor, contribuisce al miglioramento continuo e alla crescita professionale dell'OSS. Questo processo di valutazione e riflessione è fondamentale per garantire che l'OSS sia preparato a soddisfare gli standard di qualità e le esigenze del settore socio-sanitario.

In sintesi, la formazione e la certificazione degli Operatori Socio Sanitari rappresentano un percorso complesso e multidimensionale, improntato sulla costante crescita professionale e personale. L'integrazione di conoscenze teoriche, competenze pratiche e valori etici è fondamentale per formare professionisti capaci di rispondere alle diverse esigenze dei pazienti e di operare efficacemente all'interno del sistema socio-sanitario.

L'approccio interdisciplinare della formazione permette agli OSS di sviluppare una visione olistica dell'assistenza, combinando elementi di medicina, psicologia, assistenza sociale e tecnologia. Questa poliedricità è essenziale per affrontare la complessità e la variabilità delle situazioni che gli OSS incontrano quotidianamente nel loro lavoro.

La formazione non si conclude con l'ottenimento della certificazione, ma prosegue lungo tutto l'arco della carriera professionale. Gli OSS devono mantenere un impegno proattivo verso l'apprendimento continuo, l'aggiornamento sulle innovazioni del settore e l'approfondimento di aree specialistiche, come la geriatria e la salute mentale. L'autoapprendimento e la capacità di autogestione diventano, quindi, competenze essenziali per navigare in un ambiente in continuo cambiamento e per assicurare la qualità dell'assistenza erogata.

L'attenzione alla dimensione etica e umana della professione è un altro pilastro della formazione dell'OSS. La promozione del rispetto, della dignità e dei diritti dei pazienti, così come la sensibilità alle differenze culturali e sociali, sono valori che devono permeare l'agire quotidiano dell'OSS e orientare le sue scelte professionali. L'introduzione delle tecnologie digitali nel settore sanitario pone nuove sfide, ma offre anche nuove opportunità. Gli OSS devono, quindi, acquisire competenze digitali e familiarizzare con gli strumenti informatici per poter sfruttare appieno le potenzialità offerte dalla digitalizzazione e per contribuire all'innovazione dei servizi socio-sanitari.

La salute e il benessere dell'OSS stesso sono elementi che meritano una particolare attenzione nel percorso formativo. Strategie di gestione dello stress, prevenzione del burnout e promozione di stili di vita salutari sono fondamentali per sostenere l'OSS nel suo impegnativo ruolo e per garantire la sostenibilità della professione nel lungo termine.

Infine, il processo di valutazione e feedback, sia durante il percorso formativo che nella pratica professionale, è essenziale per la crescita e lo sviluppo dell'OSS. La riflessione critica sulle proprie competenze, la ricezione di feedback costruttivi e l'impegno verso il miglioramento continuo sono tutti elementi che concorrono a formare un Operatore Socio Sanitario competente, etico e preparato a rispondere alle sfide del settore socio-sanitario.

In ultima analisi, il percorso di formazione e certificazione per diventare un OSS è un viaggio di crescita personale e professionale, dove l'apprendimento, l'etica, la cura di sé e degli altri, e l'innovazione si intrecciano, formando la base per una carriera di successo e di profondo impatto sociale.

4. Competenze Tecniche • Assistenza di base •
Primo soccorso • Procedure di igiene

Nell'ambito delle competenze tecniche, gli
Operatori Socio Sanitari (OSS) devono possedere
una serie di abilità e conoscenze che sono
fondamentali per erogare servizi di qualità e per
rispondere adeguatamente alle diverse necessità
dei pazienti. Tra queste, le competenze relative
all'assistenza di base, al primo soccorso e alle
procedure di igiene rivestono un ruolo centrale.

1. **Assistenza di Base:** L'assistenza di base
   comprende tutte quelle attività volte a supportare
   le persone, specialmente se anziane, disabili o
   malate, nelle loro esigenze quotidiane. Queste
   attività includono l'aiuto nella mobilità, nella
   nutrizione, nell'igiene personale e nel vestirsi.
   L'OSS deve essere in grado di svolgere queste
   attività nel rispetto della dignità e dell'autonomia
   del paziente, favorendo il suo benessere fisico e
   psicologico. È essenziale che l'OSS sappia
   comunicare efficacemente con il paziente,
   comprendere le sue esigenze e aspirazioni, e agire
   in modo empatico e rispettoso.

2. **Primo Soccorso:** La competenza nel primo
   soccorso è fondamentale per ogni OSS. Essi
   devono essere preparati ad agire prontamente ed
   efficacemente in caso di emergenza, applicando
   le tecniche di primo soccorso appropriate per

gestire situazioni come soffocamento, sanguinamenti, fratture, shock e perdita di coscienza. La conoscenza delle manovre di rianimazione cardiopolmonare (RCP) e l'uso del defibrillatore esterno semiautomatico (DESA) sono altresì cruciali. Questa competenza richiede non solo una solida formazione teorica e pratica, ma anche la capacità di mantenere la calma, di valutare rapidamente la situazione e di prendere decisioni in condizioni di stress.

3. **Procedure di Igiene:** L'osservanza delle procedure di igiene è vitale in ogni contesto sanitario per prevenire la diffusione di infezioni e garantire la sicurezza dei pazienti e del personale sanitario. L'OSS deve conoscere e applicare rigorosamente le norme di igiene personale, ambientale e degli strumenti. Questo include il lavaggio e la disinfezione delle mani, l'utilizzo di dispositivi di protezione individuale (DPI), la gestione dei rifiuti sanitari e la disinfezione delle superfici e degli attrezzi. Una corretta formazione in quest'area contribuisce a minimizzare i rischi di contaminazione e a promuovere un ambiente di cura sicuro ed efficiente.

Tutte queste competenze tecniche sono interconnesse e concorrono a formare un OSS capace di fornire assistenza di qualità in modo sicuro ed empatico. La formazione e l'aggiornamento continuo in questi ambiti sono essenziali per mantenere elevati standard di cura e per rispondere alle esigenze sempre in evoluzione del settore socio-sanitario.

Nel delineare le competenze tecniche, è essenziale approfondire ulteriormente l'importanza dell'assistenza di base, del primo soccorso e delle procedure di igiene nell'operato quotidiano dell'Operatore Socio Sanitario (OSS). **Assistenza di Base:** L'OSS è frequentemente a contatto con individui in situazioni di vulnerabilità, il che rende essenziale saper instaurare un rapporto di fiducia e sicurezza. Le competenze nell'assistenza di base si estendono anche alla capacità di rilevare eventuali cambiamenti nello stato di salute o nel comportamento del paziente, per poter prontamente segnalare queste variazioni al personale medico e infermieristico. Inoltre, è fondamentale che l'OSS sia in grado di promuovere stili di vita salutari e di supportare il paziente nell'aderire a terapie e regimi terapeutici.
Primo Soccorso: La formazione in primo soccorso deve essere costantemente aggiornata, in quanto le linee guida e le tecniche possono evolvere nel tempo. L'OSS deve quindi mantenere una mentalità aperta e proattiva verso

l'apprendimento continuo in questo ambito. È inoltre vitale che l'OSS sappia collaborare efficacemente con altri professionisti sanitari in situazioni di emergenza, comunicando in modo chiaro e tempestivo e seguendo le direttive impartite.

Procedure di Igiene: L'applicazione delle procedure di igiene richiede una conoscenza approfondita delle normative vigenti e dei protocolli istituzionali. Ogni contesto sanitario può avere specifiche linee guida e procedure, e l'OSS deve essere in grado di adattarsi a differenti ambienti e requisiti. È altresì cruciale che l'OSS promuova l'igiene tra i pazienti, educandoli su buone pratiche e contribuendo a creare una cultura della prevenzione all'interno delle strutture sanitarie.

Oltre a queste competenze principali, è importante sottolineare la necessità per l'OSS di sviluppare abilità trasversali, come la comunicazione, la risoluzione dei problemi, la gestione del tempo e la capacità di lavorare in team. Queste competenze sono fondamentali per interagire efficacemente con pazienti, familiari e altri operatori sanitari, per gestire le sfide quotidiane del lavoro e per contribuire a un ambiente di lavoro positivo e costruttivo. Inoltre, nel contesto socio-sanitario attuale, caratterizzato dall'evoluzione tecnologica e dalla crescente complessità delle cure, l'OSS deve essere preparato a confrontarsi con innovazioni e cambiamenti, mantenendo un atteggiamento flessibile e propositivo. La digitalizzazione dei servizi sanitari, ad esempio, richiede che l'OSS acquisisca competenze informatiche e si adegui all'utilizzo di nuovi strumenti e piattaforme.

La consapevolezza etica è un altro aspetto fondamentale delle competenze tecniche. L'OSS deve operare nel rispetto dei principi etici, dei diritti dei pazienti e della privacy, ponendo al centro del proprio operato il benessere e la dignità della persona assistita. La capacità di riflettere sulle proprie azioni e di agire in modo eticamente responsabile è essenziale per garantire una cura rispettosa e umana.

Infine, la resilienza e il benessere psicofisico dell'OSS sono elementi che non possono essere trascurati. Lavorare nel settore socio-sanitario può essere emotivamente impegnativo e stressante, e l'OSS deve sviluppare strategie di coping e di auto-cura per mantenere un equilibrio tra vita professionale e personale e per prevenire il burnout.

Tutti questi elementi concorrono a formare un quadro complesso e sfaccettato delle competenze tecniche che un OSS deve possedere e continuamente sviluppare per essere efficace nel suo ruolo e per contribuire alla qualità dell'assistenza socio-sanitaria.

Ampliando ulteriormente la discussione sulle competenze tecniche dell'Operatore Socio Sanitario (OSS), è vitale sottolineare come ciascuna di queste competenze contribuisca in modo unico al profilo professionale dell'OSS e alla sua capacità di fornire un'assistenza di alta qualità.

Assistenza di Base: La profondità dell'assistenza di base va oltre la semplice assistenza fisica; include anche il sostegno psicologico e emotivo. L'OSS deve saper riconoscere i segni di distress psicologico, isolamento o depressione nei pazienti, ed essere in grado di intervenire adeguatamente, fornendo ascolto, supporto e, se necessario, riferendo la situazione ai professionisti adeguati. La promozione dell'autostima e dell'autonomia del paziente è un altro elemento chiave in questa area, sottolineando l'importanza di pratiche che valorizzino la persona assistita.

Primo Soccorso: L'OSS, nell'applicare le tecniche di primo soccorso, deve anche considerare il benessere psicologico della persona assistita e dei presenti, cercando di tranquillizzarli e di gestire il panico e l'ansia che possono emergere in situazioni di emergenza. Inoltre, l'aggiornamento periodico e la simulazione pratica di scenari di emergenza sono essenziali per mantenere vive e pronte le competenze in primo soccorso.

Procedure di Igiene: La pandemia di COVID-19 ha evidenziato in modo ancora più marcato l'importanza cruciale delle corrette procedure di igiene. L'OSS deve essere aggiornato sulle ultime raccomandazioni e sui protocolli relativi alla prevenzione delle infezioni, come l'uso corretto delle mascherine, la distanza sociale e le misure di isolamento. La formazione in questo ambito deve essere continua, data la rapida evoluzione delle conoscenze e delle prassi in materia di controllo delle infezioni.

Competenze Trasversali e Aggiornamento Continuo: L'importanza dell'aggiornamento continuo si estende a tutte le competenze tecniche e trasversali dell'OSS. Partecipare a workshop, seminari e corsi di formazione permette all'OSS di rimanere al passo con le innovazioni del settore, di affinare le proprie competenze e di confrontarsi con altri professionisti del campo, favorendo così un arricchimento reciproco.

Etica e Benessere dell'OSS: Un ulteriore elemento da considerare è il modo in cui l'OSS bilancia l'etica professionale con l'autocura.

Essere esposti a situazioni difficili e a volte dolorose richiede una solida base etica e un forte senso della propria identità professionale. L'OSS deve sviluppare strategie per gestire lo stress e per riflettere sulle proprie esperienze, imparando da ogni situazione e cercando costantemente di migliorare.

Adattabilità e Innovazione: In un mondo sanitario in continuo cambiamento, l'adattabilità e l'accoglienza verso l'innovazione sono competenze chiave. L'OSS deve essere aperto a nuovi metodi di lavoro, a nuove tecnologie e a nuove teorie, integrandole nella pratica quotidiana per migliorare la qualità dell'assistenza e rispondere alle crescenti aspettative e necessità dei pazienti.

Questi sono solo alcuni degli aspetti che contribuiscono a delineare il profilo dell'OSS e le competenze tecniche necessarie. Ogni aspetto è parte di un insieme interconnesso che rende l'OSS un professionista essenziale all'interno del sistema sanitario e sociale, e sottolinea la necessità di un approccio olistico e umanistico nella formazione e nella pratica quotidiana.

Proseguendo nella riflessione sulle competenze tecniche dell'Operatore Socio Sanitario (OSS), è opportuno esplorare ulteriormente l'interconnessione tra queste competenze e la qualità dell'assistenza fornita.

Assistenza di Base: Nel contesto dell'assistenza di base, la capacità di osservazione dell'OSS gioca un ruolo cruciale. Osservare attentamente il paziente permette di individuare rapidamente eventuali alterazioni dello stato di salute o dell'umore, anticipando potenziali problemi e personalizzando l'intervento. La valutazione del dolore, ad esempio, è un elemento essenziale dell'assistenza di base che richiede un'attenta osservazione e una comunicazione efficace con il paziente.

Primo Soccorso: Al di là delle tecniche specifiche, il primo soccorso comprende anche l'abilità di valutare la situazione nel suo complesso, di stabilire priorità di intervento e di prendere decisioni rapide ed efficaci. Inoltre, la familiarità con i diversi tipi di dispositivi di primo soccorso e la loro corretta utilizzazione sono fondamentali, così come la conoscenza delle procedure per l'eventuale trasporto del paziente in ospedale.

Procedure di Igiene: L'educazione alla salute è un altro aspetto importante delle procedure di igiene. L'OSS ha il compito di sensibilizzare pazienti e familiari sull'importanza dell'igiene personale e ambientale, fornendo informazioni chiare e accessibili e promuovendo comportamenti salutari. La gestione dei rifiuti sanitari e la disinfezione delle attrezzature sono ulteriori competenze chiave in questo ambito.

Formazione Continua e Sviluppo Professionale: La formazione non è un processo che si conclude con l'ottenimento della certificazione, ma è un percorso continuo che accompagna l'OSS lungo tutta la sua carriera. Partecipare a conferenze, leggere pubblicazioni del settore e aderire a gruppi di studio o a reti professionali sono modi efficaci per rimanere aggiornati e per approfondire temi specifici di interesse.

Empatia e Ascolto Attivo: Sebbene siano competenze trasversali, l'empatia e l'ascolto attivo sono fondamentali nella pratica dell'OSS. La capacità di mettersi nei panni del paziente, di comprendere le sue emozioni e di rispondere in modo sensibile e rispettoso è alla base di un'assistenza centrata sulla persona e contribuisce a creare un rapporto di fiducia reciproca.

Utilizzo della Tecnologia: Nell'era digitale, l'OSS deve sentirsi a proprio agio nell'utilizzo della tecnologia. L'alfabetizzazione digitale non è solo uno strumento per l'aggiornamento professionale, ma è anche essenziale nella gestione della documentazione clinica, nella comunicazione con colleghi e pazienti e nell'utilizzo di apparecchiature mediche tecnologicamente avanzate.

Riflessione e Autovalutazione: L'OSS deve sviluppare la capacità di riflettere sulla propria pratica, di riconoscere i punti di forza e le aree di miglioramento e di impostare obiettivi di sviluppo professionale. L'autovalutazione regolare e la predisposizione al feedback costruttivo sono fondamentali per la crescita professionale e per l'elevazione degli standard di assistenza.

Ciascuna di queste competenze aggiunge un tassello al mosaico delle abilità dell'OSS, delineando un profilo professionale ricco e sfaccettato, in grado di rispondere alle sfide del contesto socio-sanitario con competenza, umanità e dedizione.

Esplorando ulteriormente la gamma di competenze tecniche richieste ad un Operatore Socio Sanitario (OSS), è essenziale sottolineare come l'integrazione e l'interazione tra queste competenze contribuiscano a formare un professionista versatile e preparato.

Assistenza di Base e Monitoraggio della Salute: L'assistenza di base si espande anche nel continuo monitoraggio delle condizioni di salute del paziente. L'OSS deve essere in grado di rilevare qualsiasi anomalia nei parametri vitali o nelle risposte comportamentali, in modo da intervenire tempestivamente e, se necessario, segnalare eventuali problemi ai professionisti sanitari specializzati.

Primo Soccorso e Gestione delle Crisi: Le competenze nel primo soccorso non si limitano agli interventi immediati, ma comprendono anche la gestione delle crisi. L'OSS deve essere in grado di mantenere la calma, coordinare le azioni necessarie, e assicurare che il paziente riceva l'assistenza appropriata nel minor tempo possibile, contribuendo così a minimizzare i rischi.

Igiene e Prevenzione delle Infezioni: Un approccio proattivo alla prevenzione delle infezioni è fondamentale. L'OSS deve non solo applicare scrupolosamente le procedure di igiene, ma anche educare pazienti e familiari sull'importanza di tali pratiche. Inoltre, deve rimanere informato sulle ultime ricerche e linee guida in materia di controllo delle infezioni.

Educazione Sanitaria e Promozione del Benessere: L'OSS gioca un ruolo cruciale nella promozione della salute e del benessere dei pazienti. Deve essere in grado di fornire informazioni chiare e accurate su stili di vita salutari, alimentazione equilibrata, esercizio fisico, e gestione dello stress, contribuendo così a migliorare la qualità della vita dei pazienti.

Comunicazione e Interazione Umana: La comunicazione è alla base della relazione tra OSS e paziente. La capacità di comunicare in modo efficace, chiaro e empatico è essenziale per comprendere le esigenze del paziente, per fornire supporto emotivo e per instaurare un rapporto di fiducia e rispetto reciproco.

Tecnologia e Strumentazione Medica: La familiarità con la strumentazione medica e con i sistemi informativi sanitari è sempre più rilevante. L'OSS deve essere in grado di utilizzare efficacemente gli strumenti tecnologici a sua disposizione, siano essi dispositivi di monitoraggio del paziente, software di gestione dei dati, o piattaforme di comunicazione.

Riflessione Critica e Apprendimento Continuo: La capacità di riflessione critica permette all'OSS di analizzare le situazioni vissute, apprendere da ogni esperienza, e adattare le proprie prassi in base ai bisogni del paziente e ai cambiamenti del contesto sanitario. L'apprendimento continuo è quindi un processo essenziale per lo sviluppo delle competenze e per il mantenimento degli standard professionali.

Lavoro di Squadra e Collaborazione Interprofessionale: L'OSS opera spesso all'interno di un team multidisciplinare e deve essere in grado di collaborare efficacemente con medici, infermieri, terapisti e altri professionisti della salute. La capacità di lavorare in squadra, di condividere informazioni e di coordinare gli interventi è fondamentale per assicurare un'assistenza integrata e centrata sul paziente. Queste ulteriori riflessioni illustrano la complessità e la varietà delle competenze tecniche dell'OSS, evidenziando come ognuna di esse sia interconnessa e complementare alle altre, formando un insieme armonico che caratterizza l'identità professionale dell'OSS nel contesto socio-sanitario.

In conclusione, la varietà e la profondità delle competenze tecniche dell'Operatore Socio Sanitario (OSS) delineano un ruolo poliedrico e essenziale all'interno del sistema sanitario. L'OSS deve padroneggiare una gamma ampia di abilità e conoscenze, che vanno dalle fondamentali pratiche di assistenza di base e primo soccorso, fino all'utilizzo avanzato della tecnologia e alla promozione di stili di vita salutari. L'attenzione all'igiene e la prevenzione delle infezioni sono fondamentali in ogni ambito dell'assistenza, richiedendo una costante aggiornamento sulle migliori pratiche e sulle nuove linee guida. Inoltre, l'educazione sanitaria e la promozione del benessere sono aspetti chiave del ruolo dell'OSS, che deve essere in grado di comunicare efficacemente e di motivare pazienti e familiari a adottare comportamenti salutari.

La comunicazione e l'interazione umana sono alla base di ogni intervento, permettendo di instaurare relazioni di fiducia e di rispondere in modo adeguato alle esigenze emotive e psicologiche del paziente. Questo implica non solo la capacità di ascoltare e di esprimersi chiaramente, ma anche l'empatia, la pazienza e il rispetto per la dignità e l'autonomia della persona assistita.

L'alfabetizzazione digitale e la competenza nell'uso della strumentazione medica sono sempre più importanti, data la crescente digitalizzazione del settore sanitario e l'evoluzione continua della tecnologia medica. La formazione continua e l'apprendimento autodiretto sono dunque essenziali per mantenere un alto livello di competenza e per adattarsi alle innovazioni e ai cambiamenti nel campo dell'assistenza.

Infine, la collaborazione interprofessionale e il lavoro di squadra sono aspetti centrali del ruolo dell'OSS. La capacità di integrarsi in un team multidisciplinare, di condividere informazioni e di coordinare gli interventi con altri professionisti della salute sono fondamentali per garantire un'assistenza integrata, efficiente e centrata sulle necessità del paziente.

In sintesi, la figura dell'Operatore Socio Sanitario è caratterizzata da un insieme armonioso e interconnesso di competenze tecniche, che contribuiscono a definire un profilo professionale ricco, versatile e in grado di rispondere alle sfide complesse e variabili del contesto socio-sanitario contemporaneo. La formazione, la riflessione critica e l'impegno costante nel miglioramento professionale sono i pilastri su cui si fonda l'eccellenza nell'esercizio di questa professione essenziale.

5. Competenze Relazionali • Comunicazione efficace • Empatia e ascolto attivo • Gestione dei conflitti

Le competenze relazionali sono un aspetto centrale del ruolo dell'Operatore Socio Sanitario (OSS). Esse comprendono una varietà di abilità interpersonali che permettono all'OSS di interagire efficacemente con pazienti, familiari, colleghi e altri professionisti della salute. Tra le competenze relazionali, la comunicazione efficace, l'empatia e l'ascolto attivo, e la gestione dei conflitti sono fondamentali.

Comunicazione Efficace: La comunicazione efficace è la base delle relazioni umane. Per un OSS, essere in grado di comunicare informazioni chiare, precise e comprensibili è essenziale. Ciò comprende non solo la capacità di esprimersi verbalmente, ma anche l'abilità di utilizzare il linguaggio del corpo e di interpretare i segnali non verbali. Una comunicazione efficace contribuisce a creare un ambiente terapeutico positivo, a rafforzare il rapporto di fiducia tra OSS e paziente, e a prevenire malintesi che possono portare a errori clinici o insoddisfazione.

Empatia e Ascolto Attivo: L'empatia è la capacità di comprendere e condividere i sentimenti altrui, mentre l'ascolto attivo implica prestare attenzione completa al parlante, mostrare interesse e rispondere in modo appropriato. Queste abilità sono cruciali per l'OSS, in quanto permettono di riconoscere e rispondere alle esigenze emotive dei pazienti e dei loro familiari. L'empatia e l'ascolto attivo favoriscono il benessere psicologico del paziente, il quale si sentirà compreso, valorizzato e supportato nel suo percorso di cura.

Gestione dei Conflitti: La gestione dei conflitti è un'altra competenza relazionale importante. Nel contesto sanitario, possono emergere tensioni e divergenze tra pazienti, familiari e staff medico. Un OSS deve essere in grado di identificare i segnali di un conflitto emergente, intervenire in modo proattivo e utilizzare strategie di mediazione per risolvere le controversie. La gestione efficace dei conflitti contribuisce a mantenere un ambiente di lavoro sereno e a garantire la qualità dell'assistenza.

In aggiunta a queste competenze, l'OSS deve anche sviluppare abilità di problem solving, flessibilità, pazienza e tolleranza. La capacità di adattarsi a situazioni in continuo cambiamento, di affrontare sfide inaspettate e di gestire lo stress sono aspetti essenziali della professione. Inoltre, l'OSS deve lavorare costantemente sulla propria crescita personale e professionale, attraverso la formazione continua e lo sviluppo delle competenze relazionali.

Le competenze relazionali sono intrinsecamente collegate alle altre competenze dell'OSS, influenzando l'interazione con i pazienti e la qualità dell'assistenza fornita. La formazione e la pratica costante in queste abilità sono fondamentali per diventare un OSS competente e compassionevole, in grado di fornire un supporto integrale ai pazienti e di contribuire al benessere della comunità.

Le competenze relazionali dell'Operatore Socio Sanitario (OSS) sono di fondamentale importanza anche in termini di interazione con il team di lavoro e gli altri professionisti sanitari. La collaborazione interdisciplinare è indispensabile per la fornitura di cure integrate e l'OSS deve essere in grado di comunicare efficacemente e di lavorare in sinergia con medici, infermieri, terapisti e altri membri dello staff. Questa collaborazione richiede la capacità di condividere informazioni, discutere casi, risolvere problemi e coordinare le attività di assistenza, mantenendo sempre il rispetto reciproco e la professionalità.

Un'altra dimensione delle competenze relazionali riguarda la capacità dell'OSS di gestire situazioni emotivamente cariche e stressanti. Lavorare in ambito sanitario e assistenziale spesso comporta confrontarsi con la sofferenza, la malattia, la fine della vita e il lutto. L'OSS deve essere in grado di offrire supporto emotivo ai pazienti e alle loro famiglie, mostrando empatia, compassione e rispetto per i loro vissuti e le loro emozioni. Allo stesso tempo, è importante che l'OSS sviluppi strategie di coping per gestire lo stress e prevenire il burnout professionale, mantenendo un equilibrio tra coinvolgimento emotivo e distacco professionale.

La cultural competence, ovvero la competenza interculturale, è un altro aspetto delle competenze relazionali che sta diventando sempre più rilevante nel contesto socio-sanitario contemporaneo. L'OSS può incontrare pazienti provenienti da diverse culture, con differenti valori, credenze e pratiche relative alla salute e al benessere. Comprendere e rispettare questa diversità culturale è essenziale per stabilire relazioni positive e per fornire cure culturalmente adeguate e rispettose della dignità della persona.

L'educazione sanitaria è un altro campo in cui le competenze relazionali sono cruciali. L'OSS ha un ruolo chiave nell'insegnare ai pazienti e alle loro famiglie come gestire le condizioni di salute, seguire i piani di trattamento e adottare stili di vita salutari. Ciò richiede la capacità di trasmettere informazioni in modo chiaro e comprensibile, di motivare e incoraggiare il cambiamento e di rispondere ai dubbi e alle preoccupazioni.

La riservatezza e la protezione della privacy sono principi etici fondamentali nel lavoro dell'OSS. Le competenze relazionali comprendono anche la capacità di mantenere la confidenzialità delle informazioni dei pazienti, di gestire i dati sensibili con responsabilità e di garantire la sicurezza delle comunicazioni.

Infine, è importante sottolineare che le competenze relazionali si sviluppano e si affinano con l'esperienza, la riflessione e la pratica continua. La formazione, la supervisione e il supporto tra colleghi sono risorse preziose per l'apprendimento e il miglioramento delle abilità relazionali, che sono alla base della qualità dell'assistenza e della soddisfazione professionale dell'OSS.

È essenziale anche che l'Operatore Socio Sanitario (OSS) possieda una profonda consapevolezza di sé e una forte intelligenza emotiva. Questo implica una comprensione delle proprie emozioni, motivazioni, punti di forza e aree di miglioramento. Avere una conoscenza profonda di sé stesso permette all'OSS di gestire meglio le proprie reazioni emotive, di rispondere con empatia e compassione alle esigenze degli altri, e di mantenere un atteggiamento positivo e proattivo di fronte alle sfide professionali. L'autoregolazione è un altro aspetto cruciale delle competenze relazionali. Gli OSS sono spesso esposti a situazioni di stress elevato e a interazioni emotivamente intense. La capacità di mantenere la calma, di gestire lo stress e di regolare le proprie emozioni è fondamentale per preservare il benessere mentale ed emotivo dell'operatore e per fornire un'assistenza di qualità.

Inoltre, la consapevolezza e il rispetto delle differenze individuali sono essenziali. Ogni individuo è unico e presenta diverse esigenze, preferenze, valori e aspettative. L'OSS deve essere in grado di riconoscere e valorizzare questa diversità, adattando il proprio approccio e stile comunicativo in base alla specificità di ciascun paziente e di ciascuna situazione.

Un altro aspetto importante è l'etica professionale. Le competenze relazionali dell'OSS sono strettamente legate ai valori etici di rispetto, integrità, empatia e altruismo. L'OSS deve sempre agire nel migliore interesse del paziente, rispettare la sua dignità e autonomia, e promuovere la giustizia e l'equità nell'accesso alle cure. Questo richiede un costante impegno etico e la riflessione sulle proprie pratiche professionali.

Il coinvolgimento delle famiglie è un'altra area in cui le competenze relazionali sono fondamentali. L'OSS deve lavorare in collaborazione con i familiari dei pazienti, coinvolgendoli nel processo assistenziale e fornendo loro supporto e informazioni. Questo richiede la capacità di stabilire relazioni di fiducia, di comunicare in modo empatico e chiaro, e di gestire le dinamiche familiari complesse.

La proattività e l'iniziativa sono anche qualità importanti. Un OSS efficace non aspetta di ricevere istruzioni, ma è in grado di identificare autonomamente i bisogni dei pazienti, di prendere iniziative appropriate e di contribuire al miglioramento continuo dei servizi.

Infine, il feedback costruttivo e l'autoapprendimento sono strumenti essenziali per lo sviluppo delle competenze relazionali. L'OSS deve essere aperto a ricevere e dare feedback, riflettere sulle proprie esperienze, imparare dai propri errori e successi, e cercare continuamente opportunità di crescita e sviluppo professionale. La formazione continua, la partecipazione a gruppi di supervisione e il mentoring sono strategie efficaci per arricchire le competenze relazionali e per promuovere l'eccellenza nella professione di Operatore Socio Sanitario.

Nello sviluppo delle competenze relazionali dell'Operatore Socio Sanitario (OSS), la capacità di ascolto attivo assume un ruolo centrale. Ascoltare attivamente significa essere pienamente presenti e attentamente focalizzati su ciò che l'altro sta comunicando, sia a livello verbale che non verbale. Questa abilità è fondamentale per comprendere in profondità i bisogni, i desideri e le preoccupazioni dei pazienti e delle loro famiglie, e per stabilire un rapporto di fiducia e rispetto reciproco.

L'abilità nel gestire i conflitti è altrettanto cruciale. L'OSS potrebbe trovarsi a mediare disaccordi tra i pazienti e il personale sanitario o tra membri della stessa famiglia del paziente. La gestione efficace dei conflitti implica l'ascolto delle diverse prospettive, la negoziazione di compromessi equi e la ricerca di soluzioni condivise, nel rispetto della dignità e dei diritti di tutte le parti coinvolte.

La resilienza è un altro attributo fondamentale per un OSS. Lavorare in ambienti socio-sanitari può essere emotivamente esigente e faticoso. La resilienza aiuta gli operatori a superare le sfide, a recuperare da situazioni stressanti e a mantenere il proprio benessere psicologico. Sviluppare la resilienza include l'apprendimento di tecniche di gestione dello stress, il mantenimento di uno stile di vita equilibrato e l'instaurarsi di una rete di supporto sociale e professionale.

Un OSS deve anche essere dotato di buone capacità di problem solving. Questo significa essere in grado di identificare problemi, analizzare informazioni, valutare opzioni e implementare soluzioni efficaci in modo autonomo o collaborativo. Il problem solving è essenziale per affrontare le sfide quotidiane dell'assistenza e per contribuire all'innovazione e al miglioramento dei servizi.

La consapevolezza etica è un altro aspetto centrale delle competenze relazionali. Gli OSS sono continuamente chiamati a prendere decisioni che influenzano il benessere dei pazienti e devono agire in conformità con i principi etici di beneficenza, non maleficenza, autonomia e giustizia. La formazione etica e la riflessione morale sono fondamentali per sviluppare la capacità di ragionare eticamente e di agire in modo moralmente responsabile.

Inoltre, la capacità di promuovere stili di vita sani e di sostenere la promozione della salute tra i pazienti e le comunità è una competenza chiave. Gli OSS possono giocare un ruolo significativo nell'educazione alla salute, nella prevenzione delle malattie e nel sostegno all'autogestione della salute, utilizzando strategie comunicative persuasive e motivazionali.

Infine, la capacità di apprendimento continuo e di adattamento è vitale in un campo in evoluzione come quello socio-sanitario. Gli OSS devono essere impegnati nello sviluppo professionale continuo, nell'aggiornamento delle proprie conoscenze e competenze e nell'apprendimento da esperienze e feedback. L'approccio riflessivo e l'apertura al cambiamento sono qualità indispensabili per rimanere efficaci e rilevanti nel proprio ruolo professionale.

In conclusione, le competenze relazionali sono un elemento cardine per l'Operatore Socio Sanitario. Essenziali per instaurare relazioni di qualità con i pazienti e i loro familiari, queste competenze comprendono una varietà di abilità e attitudini che vanno coltivate e affinate nel tempo. L'empatia e la capacità di ascolto, ad esempio, sono fondamentali per comprendere le esigenze e i vissuti delle persone assistite, mentre una comunicazione chiara ed efficace è necessaria per trasmettere informazioni e rassicurazioni.

La gestione dei conflitti e la mediazione sono abilità preziose per mantenere un ambiente sereno e collaborativo, specialmente in contesti dove le tensioni possono emergere facilmente. La resilienza e la gestione dello stress, d'altra parte, sono essenziali per preservare il benessere dell'OSS di fronte alle sfide emotive e pratiche della professione. La capacità di problem solving contribuisce a trovare soluzioni innovative e personalizzate ai bisogni dei pazienti, mentre la consapevolezza etica guida l'OSS nelle scelte quotidiane, assicurando il rispetto dei principi di giustizia, autonomia e dignità.

Il ruolo dell'OSS nella promozione della salute e nell'educazione ai corretti stili di vita rappresenta un valore aggiunto per le comunità servite, contribuendo alla prevenzione delle malattie e al miglioramento della qualità della vita. Inoltre, l'apprendimento continuo e l'adattabilità sono indispensabili in un campo in continua evoluzione, permettendo all'OSS di rimanere aggiornato sulle migliori prassi e di rispondere in modo proattivo ai cambiamenti nel settore socio-sanitario.

In sintesi, sviluppare e mantenere competenze relazionali elevate è una responsabilità centrale per ogni Operatore Socio Sanitario. Attraverso la formazione, la pratica riflessiva e l'impegno continuo nel proprio sviluppo professionale, l'OSS può assicurarsi di possedere le abilità necessarie per fornire un'assistenza di alta qualità, centrata sulla persona e rispettosa della sua unicità e dignità. Questo impegno nel coltivare competenze relazionali rafforzate non solo arricchisce la pratica professionale dell'OSS, ma eleva anche la qualità dell'assistenza fornita, con ripercussioni positive sull'intero sistema socio-sanitario e sulla società nel suo complesso.

1. Aspetti Legali ed Etici • Normative vigenti •
Riservatezza e protezione dei dati • Codice
deontologico

1. Aspetti Legali ed Etici
    Nei contesti sanitari e sociali, gli aspetti legali ed
    etici sono di primaria importanza. Per
    l'Operatore Socio Sanitario (OSS), avere una
    conoscenza approfondita di questi aspetti è
    fondamentale per offrire un servizio conforme
    agli standard professionali e per rispettare i
    diritti dei pazienti o utenti.
    In primo luogo, la conoscenza delle normative
    vigenti è essenziale. Le leggi e i regolamenti che
    riguardano il settore socio-sanitario sono
    numerosi e in continua evoluzione. Essi
    definiscono i diritti e i doveri degli operatori
    sanitari, i requisiti per la qualità e la sicurezza dei
    servizi, le procedure per il consenso informato e
    molto altro ancora. L'OSS deve quindi
    mantenersi costantemente aggiornato sulle
    disposizioni legislative in vigore, anche a livello
    regionale e locale, per assicurare la legalità e la
    correttezza della propria pratica professionale.
    Un altro punto cardine è la riservatezza e la
    protezione dei dati. In qualità di professionista
    sanitario, l'OSS ha accesso a informazioni
    sensibili e confidenziali dei pazienti. La legge
    impone il rispetto del segreto professionale e

stabilisce norme rigorose per la gestione e la condivisione dei dati personali e sanitari. L'OSS deve essere a conoscenza delle norme relative alla privacy, come il Regolamento Generale sulla Protezione dei Dati (GDPR), e deve adottare tutte le misure necessarie per garantire la sicurezza e la confidenzialità delle informazioni.

Infine, il Codice Deontologico è uno strumento essenziale per la guida del comportamento professionale. Esso enuncia i principi etici e le norme deontologiche che ogni OSS è tenuto a rispettare nel proprio operare. Il Codice Deontologico fornisce indicazioni su questioni quali il rispetto della dignità e dei diritti dei pazienti, la responsabilità professionale, la competenza, l'aggiornamento continuo e il rapporto con colleghi e altri professionisti del settore. Adottare una condotta in linea con le prescrizioni del Codice è fondamentale per mantenere la fiducia dei pazienti e degli altri attori del sistema sanitario, nonché per evitare sanzioni disciplinari o legali.

In sintesi, una pratica professionale etica e conforme alla legge è un pilastro del ruolo dell'OSS. La consapevolezza e il rispetto degli aspetti legali ed etici non solo salvaguardano i diritti dei pazienti e l'integrità della professione, ma contribuiscono anche a migliorare la qualità dell'assistenza e a promuovere la fiducia e il rispetto reciproco tra pazienti, familiari e operatori sanitari.

 Approfondendo ulteriormente la materia, è essenziale sottolineare l'importanza della formazione continua in campo legale ed etico per l'Operatore Socio Sanitario (OSS). Il sistema socio-sanitario è dinamico e soggetto a frequenti aggiornamenti normativi, pertanto è fondamentale che l'OSS acquisisca competenze aggiornate e sviluppi una profonda comprensione delle implicazioni pratiche ed etiche delle leggi e dei regolamenti.
La consapevolezza dei diritti e delle aspettative dei pazienti è altrettanto cruciale. L'OSS deve essere in grado di rispettare e promuovere i diritti dei pazienti, come il diritto all'autonomia, alla privacy, alla non discriminazione, e alla partecipazione attiva nelle decisioni relative alla propria cura. La sensibilità verso le diverse culture, le convinzioni e i valori dei pazienti e delle loro famiglie contribuisce a costruire relazioni di fiducia e a offrire un'assistenza centrata sulla persona, che rispetti la sua dignità e integrità.
L'etica professionale richiede anche la riflessione critica e il discernimento morale. In situazioni complesse o dilemmatiche, l'OSS deve essere in grado di bilanciare i diversi interessi e valori in

gioco, valutare le possibili opzioni e prendere
decisioni responsabili, sempre nel migliore
interesse del paziente. La capacità di comunicare
in modo etico e di gestire eventuali conflitti etici
è un aspetto essenziale di questa competenza.
La responsabilità professionale dell'OSS si
estende anche alla collaborazione con altri
membri del team sanitario e all'interazione con la
comunità. Il rispetto delle norme deontologiche,
la comunicazione etica e la promozione dei diritti
dei pazienti sono fondamentali per costruire
relazioni collaborative e per migliorare la qualità
e l'efficacia dell'assistenza sanitaria e sociale.
Oltre alla conformità con la normativa, l'OSS
deve essere consapevole dell'importanza della
documentazione accurata e tempestiva delle
attività svolte e delle informazioni raccolte, al
fine di garantire la tracciabilità e la trasparenza
delle prestazioni erogate e di tutelare tanto
l'operatore quanto il paziente in caso di
controversie.
Inoltre, è fondamentale considerare l'impatto
delle nuove tecnologie e dei media digitali sulla
pratica professionale dell'OSS. L'utilizzo etico e
legale delle tecnologie digitali, dei social media e
delle piattaforme di comunicazione online è
sempre più rilevante e richiede una riflessione
approfondita sulle implicazioni per la privacy, la
confidenzialità e il rapporto terapeutico.

Infine, la conoscenza e l'applicazione degli aspetti legali ed etici contribuiscono a definire l'identità professionale dell'OSS, a rafforzare l'integrità e la credibilità della professione, e a promuovere un'assistenza socio-sanitaria che sia non solo tecnicamente competente, ma anche umanamente sensibile, eticamente responsabile e socialmente equa.

Incorporando una visione ancora più ampia, è fondamentale che l'Operatore Socio Sanitario (OSS) abbia una chiara comprensione dei principi di giustizia sociale e equità nel contesto sanitario. L'OSS opera in ambienti diversificati e con popolazioni eterogenee, pertanto è indispensabile che adotti un approccio inclusivo e non discriminatorio, riconoscendo e rispettando le differenze di genere, etnia, religione, orientamento sessuale, età, e condizione socioeconomica.

L'OSS ha anche il dovere di promuovere la salute e il benessere nella comunità, agendo come difensore dei diritti dei pazienti e come agente di cambiamento sociale. Questo implica il coinvolgimento attivo nelle iniziative di promozione della salute, nella prevenzione delle malattie, e nel sostegno alle persone vulnerabili e ai loro familiari. Inoltre, l'OSS deve essere consapevole delle disparità di accesso e qualità dell'assistenza sanitaria e lavorare per ridurre le barriere e migliorare l'equità sanitaria.

Un altro aspetto cruciale è la bioetica. L'OSS può trovarsi di fronte a questioni bioetiche complesse, come il fine vita, la procreazione assistita, l'uso di tecnologie biomediche avanzate, e la sperimentazione clinica. La formazione in bioetica aiuta l'OSS a sviluppare una riflessione morale critica, a comprendere i valori e i principi etici coinvolti, e a prendere decisioni eticamente giustificate in situazioni di incertezza o conflitto di valori.

La consapevolezza e la responsabilità ecologica sono diventate altresì componenti essenziali della pratica professionale. L'OSS deve considerare gli impatti ambientali della propria attività e contribuire alla sostenibilità ecologica attraverso la riduzione degli sprechi, l'uso responsabile delle risorse, e la promozione di stili di vita sani e sostenibili.

La pratica riflessiva e l'apprendimento continuo sono strumenti chiave per lo sviluppo professionale etico. L'OSS deve essere in grado di riflettere criticamente sulla propria pratica, sui propri valori e credenze, e sul contesto etico e sociale in cui opera. L'apprendimento continuo e la formazione in etica e deontologia sono essenziali per mantenere elevati standard etici e per adattarsi alle sfide emergenti nel campo socio-sanitario.

La gestione del rischio e la sicurezza del paziente sono anch'esse fondamentali. L'OSS deve identificare e mitigare i rischi potenziali, garantire un ambiente sicuro per il paziente e per se stesso, e segnalare prontamente eventuali incidenti o quasi incidenti. La cultura della sicurezza e la qualità dell'assistenza sono strettamente legate alla pratica etica e alla conformità legale.

Infine, l'importanza della relazione umana nella cura non può essere sottovalutata. La cura è innanzitutto un incontro umano, e l'attenzione alle dimensioni relazionali, emotive, e spirituali della cura è fondamentale per rispondere in modo integrale ai bisogni della persona assistita. La formazione in competenze relazionali, la pratica dell'ascolto attivo e dell'empatia, e la riflessione etica sulla relazione di cura contribuiscono a rendere l'OSS un professionista competente, etico, e umano.

In conclusione, l'Operatore Socio Sanitario (OSS) è immerso in un complesso tessuto di norme, valori, relazioni e sfide che rendono essenziali una profonda conoscenza e un'attenta riflessione sugli aspetti legali ed etici della professione. Questa conoscenza non è statica, ma si evolve in risposta alle dinamiche cambiamenti sociali, tecnologici, demografici e sanitari, richiedendo un impegno costante nell'aggiornamento e nell'apprendimento continuo.

Una comprensione approfondita delle leggi e dei regolamenti vigenti è fondamentale per garantire la legalità e la correttezza delle pratiche assistenziali, per tutelare i diritti dei pazienti e per mitigare i rischi legali e reputazionali per l'operatore e per l'istituzione sanitaria. L'OSS deve, pertanto, mantenere una consapevolezza aggiornata delle normative e delle linee guida, così come della giurisprudenza rilevante, ed essere in grado di interpretare e applicare tali norme nel contesto specifico della propria pratica.

Parallelamente, l'etica della cura richiede la capacità di comprendere e rispettare la dignità e l'unicità di ogni persona, di costruire relazioni terapeutiche basate sulla fiducia e sul rispetto reciproco, e di prendere decisioni responsabili e moralmente giustificate. L'OSS deve sviluppare una sensibilità etica e un discernimento morale che gli permettano di navigare i dilemmi etici, di bilanciare gli interessi in conflitto e di promuovere il bene del paziente e della comunità.

La dimensione relazionale ed umana della cura, l'impegno per la giustizia sociale e l'equità, la responsabilità ecologica, la bioetica, la sicurezza del paziente, e la gestione del rischio sono tutti elementi integranti della competenza etica dell'OSS. L'apprendimento e la riflessione su questi temi contribuiscono a formare un professionista eticamente consapevole e responsabile, capace di rispondere alle sfide attuali e future della professione e di contribuire al benessere individuale e collettivo.

La conclusione di questo punto richiama, dunque, l'importanza di una sintesi tra la teoria e la pratica, tra il sapere e il fare, tra la norma e la vita quotidiana, per permettere all'OSS di incarnare i valori della professione e di realizzare una pratica assistenziale che sia, al contempo, competente, legale, etica, umana e socialmente responsabile.

7. Inserimento nel Mercato del Lavoro • Ricerca di lavoro come OSS • Preparazione del CV e lettera di presentazione • Colloquio di lavoro

Nel settimo punto, ci soffermiamo sull'inserimento nel mercato del lavoro dell'Operatore Socio Sanitario (OSS). Una volta ottenuto il titolo di studio e la certificazione necessaria, il passo successivo è la ricerca di lavoro. Questa fase è cruciale e necessita di una preparazione accurata per massimizzare le possibilità di successo.

Ricerca di Lavoro come OSS

L'OSS può intraprendere diverse strade nella ricerca di lavoro. Il primo passo è l'identificazione dei canali più efficaci per la ricerca di posizioni aperte. Questi possono includere siti web specializzati in annunci di lavoro nel settore sanitario, siti web di enti e istituzioni sanitarie, bacheca annunci delle strutture sanitarie locali, e agenzie per il lavoro. Partecipare a fiere del lavoro, workshop, e seminari del settore può anche offrire opportunità di networking e conoscenza di potenziali datori di lavoro.

Preparazione del CV e Lettera di Presentazione

La preparazione del curriculum vitae (CV) e della lettera di presentazione è fondamentale. Il CV deve essere chiaro, conciso, e focalizzato sulle competenze e sull'esperienza dell'OSS. È essenziale mettere in evidenza le competenze tecniche acquisite durante la formazione e le eventuali esperienze pratiche, sottolineando come queste possano essere applicate nella posizione desiderata. La lettera di presentazione, personalizzata per ogni domanda di lavoro, è l'occasione per mettere in luce la motivazione, l'interesse per l'ente o l'istituzione, e gli aspetti personali e professionali che rendono il candidato un'ottima scelta.

Colloquio di Lavoro

Il colloquio di lavoro è l'ultima, ma non meno importante, fase del processo di inserimento nel mercato del lavoro. Per prepararsi al meglio, è utile conoscere la struttura e la filosofia dell'ente o dell'istituzione, esercitarsi a rispondere a domande comuni, e riflettere su esperienze passate che dimostrino competenza e idoneità per il ruolo. È importante presentarsi al colloquio con un atteggiamento positivo, professionale, e aperto, mostrando empatia, ascolto attivo, e capacità comunicative, qualità fondamentali per un OSS.

Ogni fase di questo processo richiede impegno, preparazione, e attenzione ai dettagli, elementi che possono fare la differenza tra un candidato e un altro. L'obiettivo finale è convincere il potenziale datore di lavoro della propria idoneità e motivazione per il ruolo di OSS, dando inizio a una carriera gratificante e significativa nel campo socio-sanitario.

Nel contesto attuale, caratterizzato da un mercato del lavoro sempre più competitivo e dinamico, l'Operatore Socio Sanitario deve non solo saper evidenziare le proprie qualifiche e competenze, ma anche dimostrare una profonda comprensione dei bisogni e delle sfide del settore socio-sanitario. La capacità di adattarsi e di apprendere continuamente sono qualità sempre più apprezzate dai datori di lavoro, che cercano professionisti proattivi, responsabili e orientati al servizio.

Strategie di Ricerca

La strategia di ricerca di lavoro può essere diversificata, includendo anche l'approccio diretto alle strutture di interesse, l'utilizzo dei social media professionali, come LinkedIn, per connettersi con altri professionisti del settore e scoprire opportunità di lavoro, e l'iscrizione a newsletter specializzate e gruppi di discussione del settore. È inoltre utile creare un portfolio professionale online che mostri le proprie realizzazioni, progetti e testimonianze.

Personal Branding

Il personal branding, ovvero la capacità di presentare se stessi in modo unico e distintivo, gioca un ruolo sempre più centrale nel processo di ricerca di lavoro. L'OSS deve essere in grado di comunicare efficacemente il proprio valore, la propria visione e la propria passione per la professione, attraverso tutti i canali di comunicazione, sia online che offline. La coerenza, l'autenticità e la visibilità sono elementi chiave di un personal branding efficace.

Preparazione alle Domande di Colloquio

Oltre alle domande comuni, è importante essere preparati a rispondere a domande specifiche del settore, che possono riguardare le normative in vigore, le procedure operative standard, le situazioni di emergenza, la gestione dei pazienti e delle famiglie, e la risoluzione dei problemi. Esercitarsi a rispondere a questi interrogativi può aiutare a ridurre l'ansia del colloquio e a esprimere con chiarezza e convinzione le proprie competenze e esperienze.

Networking e Volontariato

La costruzione di una rete di contatti professionali, attraverso il networking, e la partecipazione a progetti di volontariato nel settore possono offrire occasioni preziose per acquisire esperienza, per farsi conoscere e per scoprire opportunità di lavoro non pubblicizzate. La volontà di imparare, di contribuire e di collaborare sono aspetti valutati positivamente dai datori di lavoro.

Aggiornamento Continuo

Infine, è fondamentale rimanere sempre aggiornati sulle ultime novità del settore, partecipando a corsi di formazione continua, convegni, e seminari. Questo non solo arricchisce il proprio profilo professionale, ma dimostra anche un impegno costante nel proprio sviluppo professionale e una vera passione per la professione di Operatore Socio Sanitario.

Mentre si naviga attraverso le complessità del mercato del lavoro nel settore socio-sanitario, è utile considerare anche le specificità regionali e locali. Le opportunità di lavoro possono variare significativamente da una regione all'altra, e una conoscenza approfondita del contesto locale può fornire un vantaggio competitivo.

Analisi del Mercato Locale

Comprendere le dinamiche del mercato del lavoro locale, i principali datori di lavoro del settore e le specifiche esigenze e richieste possono aiutare a focalizzare la ricerca e a individuare le opportunità più adatte. L'analisi del mercato può anche rivelare settori in crescita, nuovi sviluppi e trend emergenti, guidando così la formazione continua e l'acquisizione di nuove competenze.

Adattabilità e Flessibilità

L'adattabilità e la flessibilità sono qualità sempre più richieste in un ambiente lavorativo in continuo cambiamento. Essere disponibili a esplorare diverse aree del settore socio-sanitario, a lavorare in orari non standard e a spostarsi per lavoro possono aprire nuove porte e aumentare le possibilità di successo.

Consapevolezza delle Proprie Aspirazioni
Avere chiarezza sulle proprie aspirazioni
professionali e personali è fondamentale.
Definire obiettivi di carriera chiari e realistici,
valutare le proprie priorità e stabilire cosa si è
disposti a sacrificare può aiutare a guidare la
ricerca di lavoro in modo più efficace e
soddisfacente.

Feedback e Riflessione
Dopo ogni colloquio, è utile riflettere
sull'esperienza, valutare il proprio
comportamento e le risposte fornite, e
considerare eventuali aree di miglioramento.
Richiedere un feedback costruttivo al termine del
colloquio può fornire spunti preziosi per
perfezionare le proprie tecniche e aumentare le
possibilità di successo nei colloqui futuri.

Supporto e Orientamento
Cercare supporto e orientamento da
professionisti del settore, mentor o consulenti di
carriera può essere molto utile. Essi possono
fornire consigli pratici, supporto motivazionale e
aiutare a sviluppare strategie efficaci per
affrontare il mercato del lavoro. Partecipare a
gruppi di supporto o forum online può anche
offrire la possibilità di scambiare esperienze e
consigli con altri OSS in cerca di lavoro.

Salute e Benessere

Infine, è importante non trascurare la propria salute e benessere durante il processo di ricerca di lavoro. Mantenere uno stile di vita equilibrato, praticare attività fisica, alimentarsi in modo sano e dedicare tempo al relax e alle proprie passioni può aiutare a gestire lo stress e a mantenere un atteggiamento positivo e proattivo.

Queste considerazioni, integrate con le strategie precedentemente menzionate, possono contribuire a costruire un percorso di inserimento nel mercato del lavoro più consapevole e orientato, aumentando così le probabilità di trovare un impiego che soddisfi le aspettative e le ambizioni dell'Operatore Socio Sanitario.

In conclusione, il processo di inserimento nel mercato del lavoro per un Operatore Socio Sanitario richiede un approccio olistico, che combinato strategie tradizionali e innovative, conoscenza del contesto locale e consapevolezza personale, nonché l'adattabilità e la continua voglia di apprendere.

L'analisi attenta del mercato del lavoro locale è di fondamentale importanza. Essa permette di identificare le esigenze specifiche della regione, di sintonizzarsi con le dinamiche del settore e di anticipare i trend emergenti, facilitando così l'individuazione delle opportunità più in linea con il proprio profilo e le proprie aspirazioni. È necessario avere una conoscenza dettagliata delle varie realtà lavorative e delle peculiarità che caratterizzano il territorio in cui si intende operare.

L'adattabilità e la flessibilità sono diventate competenze chiave, poiché la capacità di lavorare in diversi contesti e con orari variabili apre molte più porte. La disponibilità a spostarsi e a sperimentare diverse aree del settore può non solo aumentare le opportunità di impiego, ma anche arricchire il bagaglio di esperienze e competenze del professionista.

La consapevolezza delle proprie aspirazioni e obiettivi di carriera guida l'individuo nel definire il proprio percorso professionale, permettendogli di mirare a posizioni lavorative che offrono soddisfazioni e che sono in linea con i propri valori. La riflessione sulle proprie priorità e aspirazioni è essenziale per navigare efficacemente nel mercato del lavoro e trovare posizioni che siano non solo remunerative, ma anche gratificanti a livello personale e professionale.

Il feedback costruttivo e l'auto-riflessione dopo ogni colloquio sono essenziali per un miglioramento continuo. Essi permettono di identificare punti di forza e aree di miglioramento, affinare le tecniche di presentazione e aumentare la sicurezza in se stessi, elementi che contribuiscono al successo nei colloqui futuri.

Cercare supporto e orientamento, sia online che offline, arricchisce il percorso di ricerca di lavoro. La condivisione di esperienze e consigli con colleghi e mentor offre nuove prospettive e strategie, mentre il supporto di professionisti del settore può guidare nell'elaborazione di un piano di carriera efficace e nell'individuazione di risorse utili.

Infine, mantenere un equilibrio tra vita professionale e personale, dedicare tempo a se stessi e prendersi cura della propria salute fisica e mentale sono elementi che contribuiscono a costruire una carriera di successo e a garantire il benessere dell'Operatore Socio Sanitario. Un atteggiamento positivo, unito a una strategia ben definita e a un impegno costante, rappresenta la chiave per un inserimento soddisfacente nel mercato del lavoro.

8. Ambiente di Lavoro • Strutture sanitarie e sociali • Lavorare a domicilio • Collaborazione con altri professionisti

8. Ambiente di Lavoro

L'ambiente di lavoro di un Operatore Socio Sanitario è estremamente variegato e può spaziare dalle strutture sanitarie a quelle sociali, fino al domicilio degli utenti. Ciascuno di questi contesti richiede una serie di competenze e abilità specifiche e offre opportunità uniche di apprendimento e crescita professionale.

Strutture Sanitarie e Sociali

Gli OSS operano in una vasta gamma di strutture, tra cui ospedali, cliniche, case di riposo, e centri di riabilitazione. In questi ambienti, collaborano con un team multidisciplinare di professionisti, tra cui medici, infermieri, fisioterapisti, e assistenti sociali. La conoscenza delle dinamiche e dei protocolli interni a queste strutture è fondamentale, così come la capacità di adattarsi a ritmi di lavoro sostenuti e a situazioni complesse e sfidanti. Ogni struttura ha le sue peculiarità e richiede un approccio personalizzato, basato sulle esigenze degli utenti e sulle caratteristiche del contesto lavorativo.

Lavorare a Domicilio

Lavorare a domicilio degli utenti offre una prospettiva diversa e permette di entrare in contatto con la realtà quotidiana delle persone assistite. In questo contesto, gli OSS devono mostrare una particolare sensibilità e rispetto per la privacy e l'autonomia dell'utente. È essenziale saper instaurare un rapporto di fiducia e collaborazione con la persona assistita e i suoi familiari, e saper gestire eventuali situazioni di stress o conflitto. La capacità di lavorare in maniera autonoma, di prendere iniziative e di risolvere problemi è particolarmente valorizzata in questo tipo di ambiente.

Collaborazione con Altri Professionisti

La collaborazione con altri professionisti del settore è un elemento chiave della professione di Operatore Socio Sanitario. La comunicazione efficace, la condivisione delle informazioni, e il lavoro di squadra sono essenziali per garantire un'assistenza di qualità e per rispondere al meglio alle esigenze degli utenti. Gli OSS devono saper interagire con figure diverse, ciascuna con il suo ruolo e le sue competenze, e saper contribuire alla creazione di un ambiente di lavoro positivo e costruttivo.

Conclusione Dettagliata

In conclusione, l'ambiente di lavoro dell'Operatore Socio Sanitario è multifaccettato e richiede una comprensione profonda delle diverse dinamiche e sfide che ciascun contesto presenta. La capacità di adattarsi, di comunicare efficacemente e di collaborare con altri professionisti sono competenze fondamentali per navigare con successo in questi ambienti e per fornire un servizio di assistenza di alta qualità. La consapevolezza delle specificità di ciascun ambiente, unita alla continua formazione e aggiornamento, permetterà all'OSS di svolgere il proprio ruolo al meglio e di contribuire significativamente al benessere delle persone assistite.

In questo ambiente di lavoro, è altresì cruciale la continua osservazione e valutazione delle condizioni di salute dell'utente, che possono variare considerevolmente in base all'ambiente in cui l'Operatore Socio Sanitario si trova a operare. In un contesto ospedaliero, ad esempio, l'OSS può essere chiamato a monitorare pazienti con patologie acute e croniche, richiedendo una conoscenza approfondita delle diverse patologie e dei relativi protocolli di assistenza.
Inoltre, lavorare a stretto contatto con diverse figure professionali e con i familiari degli utenti richiede doti di mediazione e flessibilità. Gli OSS devono saper gestire situazioni in cui le opinioni e le decisioni del team di lavoro possono divergere, mantenendo sempre come obiettivo primario il benessere della persona assistita.
La diversità degli ambienti di lavoro rende inoltre necessaria una formazione continua e aggiornata, in modo da acquisire nuove competenze e conoscenze necessarie per far fronte alle sfide quotidiane. Ad esempio, la conoscenza delle

nuove tecnologie assistive può essere fondamentale quando si lavora con persone disabili o anziane a domicilio.

Nel caso del lavoro a domicilio, gli OSS incontrano anche la sfida di operare in spazi non progettati per l'assistenza sanitaria, il che richiede una particolare attenzione alla sicurezza e all'adattabilità. In questi casi, è fondamentale saper individuare potenziali rischi e trovare soluzioni creative per garantire un'assistenza efficace e sicura.

Inoltre, l'Operatore Socio Sanitario deve essere consapevole dell'importanza del suo ruolo nell'ambito del sistema sanitario e sociale e dell'impatto che può avere sulle vite delle persone assistite. Questo richiede un alto livello di professionalità, etica e dedizione, indipendentemente dall'ambiente di lavoro in cui si opera.

Oltre a ciò, la gestione dello stress e la resilienza sono caratteristiche essenziali per un OSS, data la natura emotivamente impegnativa del lavoro. Saper gestire le proprie emozioni e mantenere l'equilibrio emotivo è fondamentale per evitare il burnout e garantire un'assistenza di alta qualità. L'OSS deve, inoltre, avere una buona conoscenza delle politiche e delle procedure delle diverse strutture in cui opera, in modo da agire sempre in conformità con le normative vigenti e garantire la sicurezza e il benessere degli utenti. Infine, la capacità di autovalutazione e riflessione è fondamentale per un Operatore Socio Sanitario. Essere in grado di riconoscere i propri punti di forza e le aree di miglioramento è essenziale per crescere professionalmente e per rispondere efficacemente alle esigenze sempre in evoluzione del settore sanitario e sociale.

L'ambiente di lavoro dell'Operatore Socio Sanitario è estremamente variegato e può vedere l'OSS interagire con una vasta gamma di professionisti, da medici e infermieri a terapisti occupazionali e lavoratori sociali. La capacità di collaborare efficacemente con diverse figure professionali è essenziale per garantire un approccio olistico all'assistenza e per navigare con successo la complessità delle strutture sanitarie e sociali.

L'OSS è spesso la figura più vicina al paziente, e come tale, deve essere attento e sensibile alle esigenze dell'individuo, che possono variare notevolmente a seconda delle condizioni di salute, dell'età e del contesto socio-culturale. La capacità di stabilire un rapporto di fiducia con la persona assistita è fondamentale per un intervento efficace e per la costruzione di un ambiente terapeutico positivo.

La varietà degli ambienti di lavoro può anche comportare una diversità nelle esigenze formative dell'OSS. Ad esempio, lavorare in una struttura di lunga degenza può richiedere competenze diverse rispetto all'assistenza domiciliare, come la conoscenza delle procedure di evacuazione e delle tecniche di movimentazione dei pazienti.

Inoltre, la normativa che regola il settore socio-sanitario è in continua evoluzione, e l'OSS deve mantenersi aggiornato sulle nuove leggi e direttive che possono influire sul suo lavoro. La comprensione dei principi etici e legali che guidano l'assistenza sanitaria è cruciale per garantire un servizio etico, sicuro e centrato sulla persona.

La gestione del tempo e l'organizzazione sono altrettanto vitali, data la natura multifaccettata del ruolo dell'OSS. L'Operatore Socio Sanitario deve essere in grado di bilanciare le esigenze immediate dei pazienti con le responsabilità amministrative e logistiche, come la gestione delle scorte di materiali e la documentazione delle attività assistenziali.

L'adattabilità è un'altra competenza chiave per un OSS. Gli operatori possono trovarsi a fronteggiare situazioni impreviste e a dover risolvere problemi in modo creativo e tempestivo, sia che si tratti di gestire un'emergenza medica o

di adattare l'ambiente di casa di un paziente per renderlo più sicuro ed accessibile.
Infine, la promozione della salute e del benessere è un aspetto centrale del ruolo dell'OSS.
L'Operatore Socio Sanitario ha la responsabilità di educare e sostenere i pazienti e le loro famiglie nella gestione delle condizioni di salute, nell'adozione di stili di vita salutari e nel mantenimento dell'autonomia e della qualità della vita.

L'operatore socio-sanitario (OSS) svolge un ruolo poliedrico e indispensabile all'interno di diverse strutture, tra cui ospedali, case di riposo, servizi domiciliari e centri di riabilitazione. Le loro competenze tecniche e relazionali si integrano con la profonda conoscenza dell'ambiente in cui operano, permettendogli di adattarsi alle diverse dinamiche e necessità che emergono quotidianamente.
La collaborazione con altri professionisti sanitari è fondamentale per garantire un servizio di assistenza di alta qualità. L'OSS deve possedere ottime capacità comunicative e di lavoro di squadra per interagire efficacemente con medici, infermieri, fisioterapisti, psicologi e altri OSS. Questo tipo di collaborazione multidisciplinare contribuisce a creare un piano di assistenza

personalizzato, che risponde alle esigenze specifiche del paziente o dell'utente.

Lavorare a domicilio presenta sfide e opportunità uniche, poiché l'OSS deve essere in grado di gestire situazioni imprevedibili e variabili, spesso in assenza di immediato supporto da parte di altri professionisti sanitari. La capacità di prendere decisioni rapide, di risolvere problemi e di adattare le tecniche di assistenza alle condizioni specifiche dell'ambiente domestico sono competenze essenziali in questo contesto. Inoltre, l'OSS deve essere a conoscenza delle diverse normative e linee guida che riguardano la sicurezza e la qualità dell'assistenza erogata nelle diverse strutture sanitarie e sociali. Questa conoscenza è fondamentale per agire in conformità con le leggi e per tutelare i diritti e il benessere dei pazienti.

La continua formazione e aggiornamento professionale sono anch'essi cruciali in un campo in continua evoluzione come quello socio-sanitario. L'OSS deve essere proattivo nel cercare opportunità di crescita professionale e nello sviluppare nuove competenze che gli permettano di rispondere alle esigenze emergenti del settore. La soddisfazione nel lavoro dell'OSS è spesso legata alla capacità di stabilire relazioni significative con i pazienti e di contribuire al loro benessere. La cultura dell'organizzazione, il clima di lavoro e il supporto dei colleghi e dei superiori sono fattori che influenzano significativamente il benessere lavorativo dell'OSS. Avere una rete di sostegno e sentirsi valorizzati sono elementi chiave per mantenere elevata la motivazione e l'impegno professionale.

Infine, l'OSS deve essere consapevole delle prospettive di carriera e delle possibilità di crescita all'interno della propria struttura o in altre istituzioni. Esplorare diversi percorsi di carriera e valutare le opportunità di specializzazione possono contribuire alla realizzazione professionale e all'ampliamento delle competenze dell'operatore socio-sanitario.

In conclusione, l'ambiente di lavoro dell'Operatore Socio-Sanitario è caratterizzato da molteplici sfaccettature e sfide. La comprensione delle dinamiche operative all'interno di varie strutture sanitarie e sociali è essenziale per fornire assistenza di qualità e per interagire efficacemente con pazienti e altri professionisti. L'operatore deve essere in grado di navigare tra le sfide uniche che ogni ambiente presenta, adattando le sue competenze e metodologie di lavoro alle esigenze specifiche dei pazienti e del contesto in cui opera.

La collaborazione interprofessionale è un pilastro fondamentale del lavoro dell'OSS. Essa permette non solo la condivisione di conoscenze e competenze, ma anche la creazione di un approccio olistico e centrato sul paziente, che tiene conto di tutte le sue esigenze biopsicosociali. La capacità di lavorare in sinergia con altri professionisti sanitari è cruciale per garantire un'assistenza integrata e per affrontare le complessità cliniche che si possono presentare. Nel contesto del lavoro a domicilio, l'OSS deve sviluppare un elevato senso di autonomia, responsabilità e capacità decisionale. Le situazioni che si possono verificare in questo ambiente sono spesso imprevedibili e richiedono una pronta risposta e una solida competenza professionale. L'OSS deve essere preparato a gestire le sfide uniche di questo contesto, mantenendo sempre un alto standard di assistenza.

La conoscenza delle normative vigenti e delle linee guida specifiche per ogni tipo di struttura è indispensabile per operare nel rispetto della legalità e della deontologia professionale. Questa consapevolezza giuridica è fondamentale per tutelare i diritti dei pazienti e per garantire che l'assistenza fornita sia sempre di alta qualità, sicura ed etica.

La formazione continua e l'aggiornamento professionale sono, inoltre, essenziali in un settore in continua evoluzione come quello socio-sanitario. L'OSS deve essere proattivo nel cercare opportunità di crescita, nel mantenersi aggiornato sulle novità del settore e nell'acquisire nuove competenze che gli permettano di rispondere alle sfide emergenti.

Infine, la soddisfazione professionale e il benessere lavorativo dell'OSS sono strettamente correlati alla qualità dell'ambiente di lavoro, al supporto ricevuto dai colleghi e dai superiori, e alle opportunità di carriera e sviluppo professionale offerte dalla struttura. Esplorare diversi percorsi di carriera e valutare le possibilità di specializzazione e avanzamento sono passaggi chiave per la realizzazione professionale dell'operatore socio-sanitario.

9. Salute e Sicurezza sul Lavoro • Prevenzione dei rischi • Uso dei Dispositivi di Protezione Individuale (DPI) • Gestione dello stress lavorativo

La salute e la sicurezza sul lavoro sono fondamentali per ogni professionista del settore sanitario e sociale, e l'Operatore Socio-Sanitario (OSS) non fa eccezione. Le competenze in questo ambito sono essenziali per garantire un ambiente di lavoro sicuro, sia per gli operatori che per i pazienti.

La prevenzione dei rischi è il primo pilastro della salute e sicurezza sul lavoro. È essenziale che l'OSS sia formato sui potenziali rischi presenti nell'ambiente di lavoro, che possono variare dalla manipolazione di attrezzature e sostanze pericolose, alla gestione dei pazienti con particolari esigenze. La consapevolezza dei rischi e la conoscenza delle procedure di sicurezza aiutano a prevenire incidenti e infortuni.

L'uso dei Dispositivi di Protezione Individuale (DPI) è un altro aspetto cruciale della sicurezza sul lavoro. Gli OSS devono essere addestrati sull'utilizzo corretto di mascherine, guanti, camici e altri DPI, a seconda delle necessità del contesto lavorativo. L'uso corretto di questi dispositivi è fondamentale per ridurre il rischio di infezioni e altre malattie trasmissibili.

Un elemento spesso sottovalutato, ma di fondamentale importanza, è la gestione dello stress lavorativo. Lavorare nel campo socio-sanitario può essere emotivamente impegnativo e stressante, data la natura delle attività svolte e la responsabilità verso i pazienti. È importante che gli OSS siano consapevoli delle strategie per gestire lo stress, come la pratica di tecniche di rilassamento, l'organizzazione del tempo e il sostegno psicologico, per mantenere il benessere psicofisico e offrire un servizio di qualità.

Inoltre, è essenziale che gli OSS siano informati sulla normativa vigente in materia di salute e sicurezza sul lavoro, compresi i loro diritti e doveri come lavoratori. La conoscenza delle leggi e delle normative contribuisce a creare un ambiente di lavoro più sicuro e a tutelare la salute dei lavoratori e dei pazienti.

La formazione continua in materia di salute e sicurezza sul lavoro è altresì fondamentale. Gli OSS devono mantenere aggiornate le loro competenze attraverso la partecipazione a corsi di formazione e aggiornamento, al fine di adattarsi alle evoluzioni del settore e alle nuove sfide in materia di sicurezza.

Infine, è di vitale importanza che gli operatori siano proattivi nel segnalare potenziali rischi e pericoli nell'ambiente di lavoro, collaborando con i responsabili della sicurezza e contribuendo a migliorare le condizioni di lavoro per tutti. La proattività e la responsabilità individuale sono chiavi per la prevenzione e la gestione dei rischi sul lavoro.

Continuando a esplorare il concetto di salute e sicurezza per gli operatori socio-sanitari (OSS), è indispensabile sottolineare l'importanza della formazione pratica. La teoria è fondamentale, ma saper applicare concretamente le norme di sicurezza è ciò che può fare la differenza in situazioni critiche. Pertanto, la formazione pratica aiuta gli OSS a familiarizzare con le procedure di emergenza, la manipolazione sicura delle attrezzature e le tecniche di sollevamento e spostamento dei pazienti.

Un altro elemento essenziale è la conoscenza delle procedure di primo soccorso. Ogni OSS dovrebbe essere in grado di fornire le prime cure in caso di emergenza, sapendo come agire in attesa dell'arrivo del personale medico qualificato. Questo include la capacità di riconoscere i sintomi di diverse condizioni mediche, la conoscenza delle manovre di disostruzione delle vie aeree e la capacità di eseguire la rianimazione cardiopolmonare (RCP). Inoltre, la comunicazione efficace è un aspetto cruciale della sicurezza. Gli OSS devono essere in grado di comunicare chiaramente e in modo efficace con altri membri del team sanitario, con i pazienti e con i loro familiari. La capacità di trasmettere informazioni in modo preciso può prevenire errori e contribuire a una migliore gestione delle situazioni di emergenza.

La gestione delle situazioni conflittuali è un'altra competenza importante. Gli OSS possono trovarsi a gestire situazioni stressanti e conflittuali, sia con i pazienti che con i familiari. Saper gestire i conflitti può contribuire a mantenere un ambiente di lavoro sereno e a evitare ulteriore stress.

La salute mentale degli OSS è altrettanto importante quanto la loro salute fisica. Affrontare quotidianamente situazioni emotivamente impegnative può avere un impatto significativo sul benessere psicologico dell'operatore. Pertanto, è essenziale che gli OSS siano consapevoli dell'importanza del proprio benessere mentale e sappiano riconoscere i segnali di stress e burnout.

La partecipazione a gruppi di supporto o a sessioni di counselling può essere un valido aiuto per gli OSS. Questi strumenti possono offrire un ambiente sicuro in cui condividere esperienze, sfide e preoccupazioni, e ricevere supporto da colleghi e professionisti.

Un ultimo aspetto da considerare è l'importanza della valutazione dei rischi. Ogni ambiente di lavoro ha le sue specificità, e ciò che è sicuro in un contesto potrebbe non esserlo in un altro. Pertanto, gli OSS devono essere formati per valutare i rischi in modo proattivo e adattare le proprie pratiche di lavoro alle esigenze specifiche dell'ambiente in cui operano.

In sintesi, la salute e la sicurezza sul lavoro sono tematiche complesse e multifaccettate, che richiedono un approccio olistico e una formazione continua. Gli OSS devono essere

dotati delle conoscenze e delle competenze
necessarie per garantire la propria sicurezza e
quella dei pazienti, contribuendo a creare un
ambiente di lavoro sicuro e inclusivo.

Un'ulteriore dimensione della salute e sicurezza
sul lavoro per gli operatori socio-sanitari è la
prevenzione delle infezioni. Gli OSS sono
frequentemente esposti a diverse tipologie di
agenti infettivi, rendendo cruciale
l'apprendimento e l'applicazione rigorosa delle
tecniche di controllo delle infezioni. La corretta
igienizzazione delle mani, l'utilizzo appropriato
dei dispositivi di protezione individuale e la
sterilizzazione delle attrezzature sono tutti
aspetti fondamentali della prevenzione delle
infezioni.
Inoltre, è essenziale che gli OSS siano informati
riguardo le vaccinazioni raccomandate, poiché
ciò li protegge da molte malattie trasmissibili.
Mantenere un regime di vaccinazione aggiornato
non solo protegge l'operatore, ma anche i
pazienti, in particolare quelli più vulnerabili.
L'ergonomia è un altro aspetto rilevante.
Adottare tecniche di sollevamento e movimento
adeguato è vitale per prevenire infortuni
muscolo-scheletrici. L'educazione all'ergonomia
aiuta gli OSS a comprendere l'importanza della

postura corretta, dell'uso di ausili appropriati e della realizzazione di esercizi di stretching e rafforzamento, contribuendo così a ridurre il rischio di infortuni a lungo termine.

La gestione delle sostanze pericolose è anche un elemento cruciale della formazione in sicurezza. Gli OSS devono essere in grado di identificare, manipolare e smaltire in modo sicuro una varietà di sostanze pericolose, incluse sostanze chimiche e farmaci. La conoscenza delle schede dati di sicurezza (SDS) e la capacità di interpretare le etichette di pericolo sono competenze fondamentali in questo contesto.

Nell'ambito della sicurezza, è inoltre fondamentale l'addestramento alla gestione delle emergenze. Gli OSS dovrebbero essere preparati a rispondere a una varietà di situazioni di emergenza, che possono includere incendi, allagamenti, interruzioni di corrente e altri eventi imprevisti. Una preparazione adeguata in questo campo può fare la differenza tra la gestione sicura di un'emergenza e l'escalation della situazione.

Infine, la formazione continua è un aspetto imprescindibile della sicurezza sul lavoro per gli OSS. Le norme, le tecniche e le migliori pratiche nel campo della salute e della sicurezza sono in continua evoluzione. Gli OSS, pertanto, devono mantenere un impegno costante verso l'apprendimento e l'aggiornamento, partecipando regolarmente a corsi di formazione, workshop e seminari per rimanere informati sulle ultime novità e garantire l'applicazione delle migliori pratiche nel loro ambiente di lavoro.

Concludendo, la sezione sulla salute e sicurezza sul lavoro per un operatore socio-sanitario deve offrire una visione olistica e dettagliata sulle varie sfaccettature di questo argomento cruciale. La prevenzione dei rischi, l'adeguato uso dei Dispositivi di Protezione Individuale (DPI), la gestione dello stress lavorativo, la prevenzione delle infezioni, l'ergonomia, la gestione delle sostanze pericolose, l'addestramento alle emergenze e la formazione continua sono tutti aspetti interconnessi che concorrono a creare un ambiente di lavoro sicuro e protetto per l'OSS. In questo contesto, l'OSS deve essere proattivo nell'apprendimento e nell'applicazione delle normative e delle linee guida in materia di sicurezza. La conoscenza e la comprensione delle leggi vigenti, dei protocolli di sicurezza delle strutture sanitarie e delle migliori pratiche del settore sono fondamentali per garantire il benessere sia dell'operatore che dei pazienti. Inoltre, l'attenzione all'aspetto psicologico e alla gestione dello stress sono fondamentali. Gli OSS lavorano spesso in situazioni stressanti e emotivamente impegnative, rendendo necessario sviluppare strategie efficaci di coping, resilienza e supporto psicologico. Il benessere mentale dell'operatore è strettamente correlato alla qualità dell'assistenza fornita e alla sicurezza dell'ambiente di lavoro.

L'addestramento continuo e la formazione professionale sono aspetti imprescindibili per mantenere e aggiornare le competenze necessarie. Partecipare a corsi, seminari e workshop permette all'OSS di rimanere al passo con le innovazioni del settore, di approfondire le tematiche relative alla sicurezza e di confrontarsi con altri professionisti del settore.

In sintesi, un approccio integrato e multidisciplinare alla salute e sicurezza sul lavoro permette all'Operatore Socio Sanitario di operare in modo efficace, etico e sicuro, contribuendo a creare un ambiente di cura sicuro e supportivo per tutti. La consapevolezza, la formazione e la responsabilizzazione sono i pilastri su cui costruire una carriera solida e gratificante nel campo socio-sanitario.

10. Assistenza agli Anziani • Bisogni specifici degli anziani • Malattie degenerative e demenze • Aspetti psicologici dell'invecchiamento

Bisogni Specifici degli Anziani

Gli anziani spesso presentano una serie di bisogni unici che un Operatore Socio Sanitario deve saper riconoscere e soddisfare. Fra questi, i bisogni fisici, legati alle condizioni di salute, ai cambiamenti biologici dovuti all'età, alla mobilità ridotta, e ai bisogni farmacologici. Vi sono poi bisogni psicologici, come il bisogno di sentirsi ascoltati, compresi, amati e rispettati. Non meno importanti sono i bisogni sociali, ovvero la necessità di interagire, comunicare e partecipare alla vita di comunità.

Malattie Degenerative e Demenze

Gli OSS devono avere una conoscenza approfondita delle varie patologie degenerative e delle demenze, come Alzheimer e Parkinson, che possono colpire la popolazione anziana. Comprendere le caratteristiche, i sintomi, l'evoluzione e le terapie disponibili per queste malattie è fondamentale per offrire un'assistenza adeguata. Inoltre, è essenziale saper gestire i comportamenti associati a queste patologie, come l'aggressività, la confusione, l'ansia e la depressione, con empatia, pazienza e professionalità.

Aspetti Psicologici dell'Invecchiamento

Gli aspetti psicologici dell'invecchiamento comprendono l'adattamento ai cambiamenti, la gestione della perdita (di autonomia, di persone care, di ruoli sociali), la rielaborazione del proprio vissuto e la ricerca di un senso di appartenenza e di utilità. L'OSS deve essere in grado di supportare gli anziani nel processo di invecchiamento, promuovendo il loro benessere psicologico, l'autostima, l'identità personale e il senso di dignità.

La conoscenza di strategie di comunicazione efficace, l'ascolto attivo, l'empatia e la capacità di gestire i conflitti sono competenze essenziali per instaurare un rapporto costruttivo con la persona anziana e per rispondere alle sue esigenze emotive, cognitive e relazionali.

Conclusione Dettagliata

In conclusione, l'assistenza agli anziani rappresenta una delle aree più delicate e importanti dell'attività dell'Operatore Socio Sanitario. La formazione specifica su bisogni, malattie e aspetti psicologici dell'anziano è cruciale per offrire un servizio qualificato e umano. L'OSS deve agire con sensibilità, rispetto e dedizione, adattando le proprie competenze e il proprio approccio alle specificità di ogni individuo, per garantire un'assistenza centrata sulla persona, che preservi la sua dignità e promuova la sua qualità di vita. La continua formazione e aggiornamento, così come la riflessione etica e deontologica, sono elementi imprescindibili per la crescita professionale e la qualità dell'intervento assistenziale.

 Nel contesto dell'assistenza agli anziani, l'Operatore Socio Sanitario (OSS) è spesso la figura professionale più vicina alla persona assistita, e proprio per questo, ha il compito di osservare e ascoltare, di raccogliere informazioni utili per personalizzare l'intervento assistenziale e di collaborare con gli altri membri del team sanitario.

Abilità di Osservazione e Monitoraggio
Le abilità di osservazione e monitoraggio sono fondamentali per rilevare i cambiamenti nelle condizioni fisiche e psicologiche dell'anziano. Variazioni nel peso, nella mobilità, nell'umore, nel comportamento, nel sonno e nell'appetito possono essere indicatori di problematiche emergenti o dell'evoluzione di patologie già note. Un OSS deve essere attento a questi segnali e comunicarli tempestivamente ai responsabili sanitari per eventuali valutazioni e interventi.

Tecniche di Mobilizzazione e Trasferimento
Data la frequente riduzione della mobilità negli anziani, l'OSS deve essere competente nelle tecniche di mobilizzazione e trasferimento,

sempre nel rispetto della sicurezza e del
benessere del paziente. È importante anche
conoscere e applicare strategie per la prevenzione
delle cadute e per il mantenimento dell'equilibrio
e della coordinazione.

Nutrizione e Idratazione

La nutrizione e l'idratazione svolgono un ruolo
chiave nella salute degli anziani. L'OSS deve
essere in grado di valutare le esigenze
nutrizionali individuali, monitorare l'assunzione
di cibo e liquidi, e intervenire in caso di
disidratazione o malnutrizione. È altresì
importante promuovere una dieta equilibrata e
variata, adatta alle condizioni di salute e alle
preferenze dell'anziano.

Supporto Psicosociale

L'OSS è chiamato a svolgere un importante ruolo
di supporto psicosociale. La solitudine,
l'isolamento e la perdita di autonomia sono
fattori che possono influire negativamente sul
benessere psicologico dell'anziano. Creare un
rapporto di fiducia, favorire la socializzazione,
stimolare la partecipazione a attività ricreative e
incoraggiare il mantenimento di hobby e
interessi sono tutte azioni che contribuiscono al
benessere dell'individuo.

Uso di Tecnologie Assistive

La conoscenza e l'utilizzo di tecnologie assistive
possono migliorare significativamente la qualità

dell'assistenza. Dispositivi come sollevatori, carrozzine elettriche, letti regolabili e sistemi di allarme possono facilitare la vita quotidiana dell'anziano e dell'OSS. La formazione in questo ambito consente all'operatore di utilizzare al meglio queste risorse, garantendo sicurezza e autonomia all'assistito.

Formazione Continua

La formazione continua è essenziale per mantenere e aggiornare le competenze necessarie nell'assistenza agli anziani. Partecipare a corsi, seminari e workshop consente all'OSS di approfondire le proprie conoscenze, di confrontarsi con altri professionisti del settore e di acquisire nuove competenze. La formazione è anche un'occasione per riflettere sull'approccio etico e umano nell'assistenza, per migliorare la propria pratica professionale e per rispondere in modo sempre più adeguato alle esigenze dell'anziano.

In sintesi, l'Operatore Socio Sanitario ha un ruolo poliedrico e di grande responsabilità nell'assistenza agli anziani. Le competenze richieste sono molteplici e in continua evoluzione, e richiedono impegno, dedizione, empatia e una solida formazione professionale. La capacità di adattarsi e di rispondere con flessibilità e creatività alle diverse situazioni è un attributo fondamentale per garantire un'assistenza di qualità, centrata sulla persona e rispettosa della sua dignità e dei suoi diritti.

Nel lavoro con gli anziani, l'Operatore Socio Sanitario (OSS) si trova spesso a dover affrontare questioni relative alle malattie degenerative e alle demenze. È fondamentale che l'OSS abbia conoscenze approfondite riguardo le caratteristiche di queste patologie, i sintomi associati e le possibili terapie, affinché possa offrire un'assistenza adeguata e migliorare la qualità della vita dell'assistito. L'OSS deve, ad esempio, essere formato sul riconoscimento precoce dei segni di deterioramento cognitivo e sull'intervento tempestivo per rallentare la progressione della malattia.

Parallelamente, la conoscenza delle terapie non farmacologiche, come la musicoterapia, la pet therapy, e le terapie basate sull'arte, è essenziale per fornire stimoli ed attività che possono contribuire al benessere dell'anziano. L'OSS dovrebbe inoltre essere a conoscenza di strategie per gestire comportamenti difficili o aggressivi, che possono manifestarsi in individui affetti da demenza o altre malattie degenerative.

Inoltre, lavorare con persone anziane significa anche confrontarsi con gli aspetti psicologici dell'invecchiamento. Gli anziani possono sperimentare sentimenti di perdita, tristezza o ansia legati ai cambiamenti fisici, all'isolamento sociale o alla perdita di persone care. L'OSS ha il compito di offrire supporto emotivo, di incoraggiare la comunicazione e di aiutare l'anziano a mantenere relazioni sociali e un atteggiamento positivo. Comprendere le teorie dell'invecchiamento e conoscere gli aspetti psicosociali legati all'anzianità può aiutare l'OSS a interpretare e gestire meglio le emozioni e i comportamenti degli assistiti.

È anche fondamentale che l'OSS sia informato sulle leggi e le normative che riguardano i diritti degli anziani, in modo da poter agire come loro avvocato e garantire che i loro diritti siano rispettati. Ciò include la conoscenza dei documenti legali pertinenti, come i testamenti biologici e le direttive anticipate di trattamento, che possono influenzare le decisioni relative alle cure mediche dell'anziano.

L'abilità nel coinvolgere gli anziani in attività fisiche adatte alle loro capacità è un altro elemento chiave. L'attività fisica contribuisce al mantenimento dell'autonomia, alla prevenzione delle cadute e al miglioramento del benessere generale. L'OSS deve essere in grado di proporre esercizi sicuri e motivanti, tenendo conto delle limitazioni e delle preferenze dell'individuo.

Infine, la comunicazione tra l'OSS e la famiglia dell'anziano è cruciale. La famiglia è una risorsa importante per l'anziano e per l'OSS, che deve saper gestire le relazioni con i familiari, informarli sullo stato di salute dell'assistito, coinvolgerli nelle decisioni e nei programmi di assistenza, e offrire supporto e consigli per la gestione dell'anziano a casa.

Questo insieme di conoscenze, competenze e abilità relazionali rende l'OSS una figura professionale fondamentale nel settore dell'assistenza agli anziani, richiedendo un impegno costante nel formarsi e aggiornarsi per rispondere al meglio alle esigenze di questa fascia della popolazione.

In conclusione, assistere gli anziani come Operatore Socio Sanitario richiede un ampio insieme di competenze e conoscenze specializzate per affrontare le sfide uniche associate a questa popolazione. Gli anziani, spesso affetti da malattie degenerative, demenze e altre condizioni associate all'età, necessitano di cure individualizzate e di approcci terapeutici specifici, il che sottolinea l'importanza della formazione continua e dell'aggiornamento professionale per l'OSS.

L'OSS deve essere dotato di strumenti adeguati per riconoscere e gestire i sintomi delle malattie degenerative e delle demenze, integrando terapie non farmacologiche e interventi psicosociali per migliorare la qualità della vita degli anziani. La gestione dei comportamenti difficili, la promozione dell'attività fisica e la salvaguardia dell'autonomia dell'anziano sono tutte competenze cruciali che l'OSS deve sviluppare e affinare nel tempo.

Gli aspetti psicologici dell'invecchiamento, quali sentimenti di perdita, tristezza e ansia, necessitano di un'attenzione particolare. L'OSS deve agire come pilastro di supporto emotivo, favorendo la comunicazione, il mantenimento delle relazioni sociali e un atteggiamento positivo, promuovendo così il benessere psicologico dell'anziano.

La collaborazione con la famiglia dell'anziano è essenziale. L'OSS deve instaurare un rapporto di fiducia e cooperazione con i familiari, coinvolgendoli nelle decisioni, informandoli costantemente e offrendo supporto per gestire al meglio la vita quotidiana dell'anziano.

Infine, la conoscenza e il rispetto delle normative in vigore, relative ai diritti degli anziani e ai documenti legali pertinenti, sono fondamentali per garantire un'assistenza etica, rispettosa e in linea con i desideri dell'assistito.

Questo complesso panorama di responsabilità e competenze sottolinea l'importanza della formazione, della pratica riflessiva e dell'impegno costante da parte dell'Operatore Socio Sanitario nell'assistenza agli anziani, al fine di garantire interventi efficaci, etici e centrati sulla persona.

11. Assistenza ai Disabili • Tipologie di disabilità • Tecniche di assistenza specifica • Promozione dell'autonomia

L'assistenza ai disabili rappresenta uno degli ambiti più delicati e sfidanti per un Operatore Socio Sanitario (OSS). Le tipologie di disabilità possono essere molteplici, includendo disabilità fisiche, sensoriali, intellettive e psichiatriche. Ogni tipo di disabilità richiede un approccio e delle tecniche di assistenza specifiche, al fine di soddisfare i bisogni unici dell'individuo e promuovere al meglio la sua autonomia e qualità di vita.

Le disabilità fisiche possono riguardare la mobilità, la coordinazione motoria o altre funzioni corporee. In questi casi, l'OSS può essere coinvolto nell'aiutare la persona con le attività della vita quotidiana, come mangiare, vestirsi, fare la doccia, e può anche essere formato nell'uso di ausili e attrezzature specifiche, come carrozzine, sollevatori o protesi. Le disabilità sensoriali, come la cecità o la sordità, richiedono tecniche di assistenza e comunicazione particolari. Ad esempio, l'OSS potrebbe dover apprendere la lingua dei segni o l'utilizzo di tecnologie assistive per la comunicazione con persone sorde, o tecniche guidate per assistere persone non vedenti nei loro spostamenti.

Nel caso di disabilità intellettive o psichiatriche, l'OSS si trova ad affrontare sfide diverse. Può essere necessario adottare strategie di comunicazione e interazione specifiche, lavorare sulla gestione dei comportamenti e sostenere lo sviluppo di abilità sociali e cognitive. L'approccio deve essere sempre centrato sulla persona, rispettoso delle sue peculiarità e mirato a promuovere l'inclusione sociale.

Un aspetto fondamentale dell'assistenza ai disabili è la promozione dell'autonomia. Ciò può includere il sostegno nello sviluppo delle abilità di vita quotidiana, l'incoraggiamento alla partecipazione sociale e l'uso di tecnologie assistive. L'OSS deve lavorare in sinergia con la persona disabile, la sua famiglia e altri professionisti per definire e perseguire obiettivi realistici e significativi.

È fondamentale che l'OSS sia aggiornato sulle leggi e sulle politiche relative ai diritti delle persone disabili, e che sia formato sulla pianificazione centrata sulla persona, sull'empowerment e sull'advocacy. Inoltre, è cruciale avere competenze nell'interazione e nella comunicazione interpersonale, nonché nella gestione dello stress, data la natura emotivamente impegnativa di questo tipo di lavoro.

La formazione continua e la supervisione sono essenziali per sviluppare e mantenere competenze elevate nel campo dell'assistenza ai disabili. L'OSS deve essere in grado di adattarsi alle esigenze in continua evoluzione delle persone assistite, mantenendo al contempo un atteggiamento rispettoso, empatico e proattivo.

Nell'assistenza ai disabili, l'OSS trova un terreno vasto e complesso di intervento. La conoscenza delle diverse tipologie di disabilità è solo la base da cui partire. Per ogni categoria di disabilità, esistono sottocategorie e specificità che richiedono attenzione, dedizione e, spesso, una formazione specialistica. Per esempio, la disabilità motoria può avere origini diverse, traumi, malattie neurodegenerative o congenite, e ciascuna di queste origini richiede un tipo diverso di intervento e assistenza.

Il lavoro dell'OSS con persone disabili si basa su un principio fondamentale: il rispetto della dignità e dei diritti dell'individuo. Ogni persona, indipendentemente dalla sua condizione, ha il diritto di vivere una vita piena e soddisfacente. L'OSS deve quindi operare in modo da favorire l'integrazione della persona disabile nella società, promuovendo la sua partecipazione attiva e l'autodeterminazione.

Nel lavoro quotidiano, l'OSS può trovare la necessità di collaborare con una varietà di altri professionisti, come fisioterapisti, terapisti occupazionali, logopedisti, medici, infermieri, e psicologi. Questo richiede la capacità di lavorare in team, comunicare efficacemente e comprendere i ruoli e le competenze di ciascun membro del team multidisciplinare.

Un'altra area di importanza cruciale è la conoscenza e l'utilizzo delle tecnologie assistive. Queste possono variare da semplici ausili, come bastoni e deambulatori, a tecnologie avanzate, come computer adattati e dispositivi di comunicazione alternativa. La formazione e l'aggiornamento in questo campo sono essenziali per poter offrire un supporto adeguato e migliorare la qualità della vita delle persone assistite.

La gestione delle emozioni e dello stress è un altro aspetto fondamentale del lavoro dell'OSS nel campo della disabilità. Il contatto quotidiano con le difficoltà, la sofferenza e le sfide delle persone disabili può essere emotivamente impegnativo. È importante che l'OSS disponga di strategie per gestire lo stress e prevenire il burnout, e che abbia accesso a supporto e supervisione.

L'educazione e la formazione della famiglia e degli altri caregiver sono anch'esse di grande importanza. L'OSS può svolgere un ruolo chiave nell'informare e supportare le famiglie, aiutandole a comprendere le esigenze della persona disabile, a sviluppare competenze di assistenza e ad affrontare le sfide emotive e pratiche del prendersi cura di un familiare disabile.

Infine, ma non meno importante, l'OSS deve essere informato e attivo nel campo dei diritti delle persone disabili. Deve conoscere la legislazione nazionale e internazionale, le politiche e le migliori pratiche in materia di disabilità, e deve essere in grado di agire come un efficace sostenitore dei diritti delle persone assistite.

Oltre ai principi fondamentali, è essenziale che l'OSS comprenda le sfumature delle diverse tipologie di disabilità per fornire assistenza su misura. Le disabilità possono essere di natura fisica, sensoriale, cognitiva o psicologica, e ognuna richiede un approccio unico. Ad esempio, l'assistenza a una persona con disabilità visiva sarà diversa da quella a una persona con una disabilità motoria.

Nel contesto dell'assistenza ai disabili, la promozione dell'autonomia è un obiettivo fondamentale. L'OSS deve lavorare per stimolare e sostenere l'indipendenza della persona disabile, favorendo l'apprendimento di nuove abilità e competenze, e contribuendo alla realizzazione di un ambiente favorevole e stimolante. Questo può includere l'adattamento dello spazio abitativo, l'impiego di strumenti e tecnologie assistive, e la promozione dell'accessibilità.

L'OSS è anche un punto di riferimento importante per la famiglia e gli altri caregiver. Il suo ruolo va oltre la semplice prestazione di cure; è un facilitatore, un educatore e un sostenitore. L'OSS può aiutare le famiglie a comprendere meglio le esigenze specifiche del loro caro disabile, a sviluppare strategie efficaci di gestione e ad accedere ai servizi e alle risorse disponibili. L'OSS può anche fornire supporto emotivo, aiutando le famiglie ad affrontare le sfide e le preoccupazioni legate alla disabilità.

La formazione continua è un elemento chiave nella carriera di un OSS che lavora con persone disabili. Il campo della disabilità è in continua evoluzione, con nuove ricerche, approcci e tecnologie che emergono regolarmente. L'OSS deve rimanere aggiornato su questi sviluppi per offrire un servizio di alta qualità e per adattarsi alle esigenze in continuo cambiamento delle persone assistite.

Un altro aspetto importante è la capacità dell'OSS di interagire con le diverse figure professionali presenti nel contesto dell'assistenza ai disabili. Questo include la collaborazione con medici, terapisti e altri professionisti sanitari, così come la capacità di fare riferimento e di lavorare con servizi sociali, istituzioni educative e organizzazioni di volontariato.

Infine, la considerazione delle sfide etiche e morali è inevitabile in questo campo. L'OSS sarà spesso chiamato a riflettere su questioni complesse come la dignità, la libertà, l'equità e la giustizia, e dovrà essere in grado di navigare queste questioni con sensibilità, integrità e rispetto per i diritti e le aspirazioni delle persone disabili.

L'OSS deve essere esperto nell'utilizzo di vari strumenti e tecniche per assistere le persone con disabilità, come ad esempio l'utilizzo di sollevatori e carrozzine, l'adattamento di utensili e dispositivi, e l'applicazione di tecniche di terapia occupazionale. La personalizzazione dell'approccio in base alle esigenze individuali è fondamentale per promuovere il benessere e l'autonomia della persona assistita.

Un altro aspetto cruciale è la comprensione e l'implementazione delle leggi e delle normative relative all'assistenza alle persone disabili. L'OSS deve essere a conoscenza dei diritti delle persone con disabilità e lavorare per garantire che queste persone ricevano i servizi e le supporti a cui hanno diritto. Inoltre, è necessario essere informati sulle varie forme di finanziamento e supporto disponibili, come ad esempio le agevolazioni fiscali, i contributi e le agevolazioni per l'assistenza domiciliare.

È importante anche che l'OSS sviluppi competenze di problem solving e pensiero critico per affrontare le sfide quotidiane che possono emergere nel corso dell'assistenza ai disabili. Questo potrebbe includere la gestione di comportamenti difficili, la risoluzione di conflitti e la navigazione di situazioni complesse e impreviste.

La formazione in psicologia e comunicazione è altresì essenziale per l'OSS che assiste persone con disabilità. Comprendere la psicologia del disabile e delle persone che lo circondano può aiutare a instaurare relazioni positive, a comunicare efficacemente e ad anticipare e rispondere alle esigenze emotive. Le abilità di comunicazione sono particolarmente cruciali quando si lavora con persone con disabilità cognitive o comunicative, dove la capacità di interpretare segnali non verbali e di utilizzare modalità di comunicazione alternative può fare una grande differenza.

L'OSS deve anche essere consapevole dell'importanza del gioco e dell'attività ricreativa nel promuovere lo sviluppo e il benessere delle persone con disabilità. Questo include la conoscenza di vari giochi, attività e terapie ricreative che possono essere utilizzate per stimolare le capacità cognitive, fisiche e sociali, contribuendo così a migliorare la qualità della vita.

Infine, la riflessione personale e la supervisione professionale sono strumenti importanti per l'OSS nel campo della disabilità. Queste pratiche aiutano a sviluppare la resilienza, a gestire lo stress e a riflettere su questioni etiche e professionali, contribuendo al continuo sviluppo professionale e al mantenimento di standard elevati di cura.

In conclusione, l'assistenza alle persone con disabilità rappresenta una parte essenziale del lavoro dell'OSS. L'operatore deve quindi acquisire una vasta gamma di competenze, conoscenze e abilità per soddisfare le diverse e complesse esigenze di questa popolazione. È fondamentale che l'OSS conosca in profondità le diverse tipologie di disabilità e sia in grado di adattare le proprie tecniche di assistenza a seconda delle necessità individuali, promuovendo l'autonomia e il benessere del paziente.

La conoscenza delle leggi, normative e diritti delle persone con disabilità è un pilastro essenziale, poiché permette all'OSS di garantire un servizio di assistenza conforme agli standard e di agevolare l'accesso ai servizi e ai supporti necessari. La capacità di navigare nel sistema di finanziamenti e agevolazioni è altrettanto cruciale, permettendo di ottenere i migliori supporti possibili.

L'OSS deve inoltre sviluppare eccellenti abilità di problem solving e pensiero critico, essenziali per affrontare le molteplici sfide che possono emergere quotidianamente. Le competenze in psicologia e comunicazione sono indispensabili per instaurare rapporti positivi, comunicare efficacemente e comprendere le esigenze emotive delle persone con disabilità, specialmente in presenza di barriere comunicative.

La promozione di attività ludiche e ricreative rappresenta un ulteriore strumento per stimolare lo sviluppo e migliorare la qualità della vita, pertanto l'OSS deve essere creativo e innovativo nell'implementare queste pratiche. La riflessione personale e la supervisione professionale, infine, sono fondamentali per il benessere dell'operatore, per il suo sviluppo professionale e per mantenere elevati standard di cura.

In conclusione, l'operatore socio-sanitario che lavora nel campo della disabilità deve essere un professionista versatile, empatico, aggiornato e resiliente, in grado di affrontare con competenza le diverse sfide che questo ambito presenta, sempre nel rispetto della dignità e dei diritti delle persone assistite.

12. Assistenza ai Bambini • Sviluppo evolutivo • Bisogni specifici dei bambini • Pedagogia e didattica

Nell'assistenza ai bambini, l'Operatore Socio Sanitario (OSS) deve avere una conoscenza approfondita dello sviluppo evolutivo, comprendendo le diverse fasi di crescita e i cambiamenti che intervengono sia a livello fisico che psicologico. È fondamentale che l'operatore conosca le tappe dello sviluppo motorio, cognitivo, emotivo, sociale e linguistico, per poter offrire un supporto adeguato e individuare tempestivamente eventuali anomalie o ritardi nello sviluppo.

Inoltre, l'OSS deve essere a conoscenza dei bisogni specifici dei bambini. Questi bisogni variano notevolmente in base all'età e allo stadio di sviluppo del bambino, e includono il bisogno di nutrimento, di sicurezza, di amore e appartenenza, di stimolazione e di autonomia. Ogni bambino è un individuo unico, con il proprio temperamento, le proprie preferenze e le proprie necessità, e l'OSS deve essere in grado di rispondere in modo flessibile e creativo a queste differenze individuali.

La conoscenza di pedagogia e didattica è un altro elemento chiave per un OSS che lavora con i bambini. L'operatore deve essere in grado di creare un ambiente di apprendimento stimolante e sicuro, promuovere il gioco e l'esplorazione, e fornire opportunità di apprendimento adatte all'età e allo sviluppo del bambino. La conoscenza di strategie educative e tecniche didattiche consente all'OSS di supportare l'apprendimento e lo sviluppo del bambino, contribuendo alla sua formazione e al suo benessere.

La comunicazione con i bambini richiede abilità specifiche: l'OSS deve essere in grado di esprimersi in modo chiaro e comprensibile, di ascoltare con attenzione, di riconoscere e rispettare i sentimenti del bambino, e di rispondere in modo empatico e supportivo. La capacità di instaurare un rapporto di fiducia e sicurezza con il bambino è fondamentale per poter offrire un'assistenza efficace.

Inoltre, l'operatore socio sanitario deve lavorare in collaborazione con la famiglia del bambino e con altri professionisti, come pediatri, insegnanti e terapisti, per garantire un approccio integrato e olistico all'assistenza. La capacità di lavorare in team e di comunicare efficacemente con gli altri è essenziale per coordinare le cure e ottimizzare gli interventi.

Infine, l'OSS deve essere consapevole delle normative e delle linee guida relative all'assistenza ai bambini, per garantire la sicurezza, il rispetto dei diritti e il benessere dei piccoli utenti. La conoscenza delle leggi sulla tutela dei minori, sulla privacy e sulla sicurezza, così come dei protocolli e delle procedure delle strutture in cui opera, è quindi indispensabile. Concludendo, l'assistenza ai bambini è un ambito che richiede una preparazione specifica e un impegno costante da parte dell'OSS. La conoscenza dello sviluppo evolutivo, dei bisogni specifici dei bambini, delle tecniche pedagogiche e didattiche, delle abilità comunicative e relazionali, e delle normative vigenti, sono tutte competenze fondamentali per offrire un servizio di qualità e contribuire al benessere e allo sviluppo dei bambini assistiti.

Sottolineando ulteriormente l'importanza delle competenze nell'assistenza ai bambini per un OSS, è fondamentale notare come la capacità di osservazione gioca un ruolo cruciale. L'osservazione attenta dei comportamenti, delle reazioni e delle interazioni del bambino permette di individuare precocemente eventuali segnali di disagio o difficoltà, favorendo interventi tempestivi e mirati. Inoltre, raccogliere e documentare dati accurati sul bambino è fondamentale per monitorare i progressi e adeguare gli interventi.

Nell'ambito della pedagogia e della didattica, l'OSS dovrebbe anche avere familiarità con diversi stili di apprendimento e approcci educativi. Dall'apprendimento basato sul gioco all'apprendimento esperienziale, conoscere una varietà di metodi permette all'operatore di adattarsi alle esigenze individuali di ogni bambino, promuovendo un apprendimento significativo e piacevole.

L'intervento dell'OSS non si limita all'ambito educativo, ma si estende anche al sostegno emotivo e al benessere psicologico del bambino. L'empatia, la pazienza e la capacità di ascolto sono essenziali per creare un ambiente sicuro e supportivo, in cui il bambino si senta valorizzato e compreso. La gestione delle emozioni e la promozione dell'intelligenza emotiva sono elementi chiave per lo sviluppo armonioso del bambino.

Inoltre, è cruciale che l'OSS sia in grado di riconoscere e gestire situazioni di crisi o emergenza. Che si tratti di un incidente, di un malore o di un episodio di disagio psicologico, l'operatore deve essere preparato ad agire prontamente e in modo efficace, garantendo la sicurezza del bambino e, se necessario, richiedendo l'intervento di altri professionisti.

L'OSS che lavora con i bambini deve anche avere consapevolezza delle diverse sfide e problematiche che possono emergere in relazione a specifiche condizioni di salute, disabilità o contesti socio-familiari. La formazione continua e l'aggiornamento professionale sono essenziali per mantenere e approfondire le competenze necessarie, per rimanere aggiornati sulle nuove ricerche e prassi, e per rispondere in modo efficace alle esigenze di una popolazione pediatrica sempre più diversificata.

Nell'ambito dell'assistenza ai bambini, l'Operatore Socio Sanitario può trovarsi a collaborare con una varietà di professionisti, tra cui educatori, psicologi, logopedisti, fisioterapisti, e medici specialisti. La conoscenza dei ruoli e delle competenze di ciascun professionista facilita la collaborazione interdisciplinare e contribuisce a creare un percorso di cura integrato e centrato sul bambino.

Inoltre, è essenziale che l'OSS sia a conoscenza delle risorse disponibili nella comunità, come servizi di supporto, associazioni, e attività ricreative ed educative, per poter indirizzare le famiglie e favorire l'inclusione e il benessere del bambino.

Da ultimo, ma non per importanza, il rispetto della dignità, dei diritti e della diversità di ciascun bambino è un principio fondamentale dell'assistenza pediatrica. L'OSS deve agire sempre con etica e integrità, garantendo la riservatezza e promuovendo l'autodeterminazione e la partecipazione attiva del bambino nelle decisioni che lo riguardano.

Nel campo dell'assistenza ai bambini, l'Operatore Socio Sanitario (OSS) dovrebbe anche avere una solida conoscenza dello sviluppo evolutivo in tutte le sue fasi, dalla nascita all'adolescenza. La comprensione delle diverse tappe dello sviluppo fisico, cognitivo, emotivo e sociale è essenziale per offrire un'assistenza adeguata e personalizzata. Ciò include la capacità di identificare le pietre miliari dello sviluppo, riconoscere eventuali ritardi o deviazioni e adattare le strategie di intervento in base alle necessità specifiche del bambino.

Una componente chiave dell'assistenza ai bambini è la promozione di abitudini salutari e stili di vita equilibrati. L'OSS deve essere in grado di educare i bambini e le loro famiglie sull'importanza di una nutrizione adeguata, dell'attività fisica regolare e del sonno, e fornire orientamenti e risorse per prevenire e affrontare problemi come l'obesità infantile, le malattie croniche e le dipendenze.

Un altro aspetto rilevante è la promozione della salute mentale e del benessere psicologico dei bambini. L'OSS deve essere attento ai segnali di distress, ansia, depressione o altri disturbi psicologici, e collaborare con i professionisti della salute mentale per fornire supporto e interventi appropriati. La formazione in tecniche di rilassamento, mindfulness e gestione dello stress può essere utile per aiutare i bambini a sviluppare resilienza e coping skills.

L'Operatore Socio Sanitario deve anche essere preparato ad affrontare le sfide legate ai bambini con bisogni speciali o condizioni mediche complesse. La conoscenza delle diverse tipologie di disabilità, delle terapie abilitative e delle tecnologie assistive è fondamentale per favorire l'autonomia, l'inclusione e la qualità della vita dei bambini con disabilità. Inoltre, l'OSS deve essere in grado di gestire le terapie farmacologiche, monitorare i parametri vitali e riconoscere i segni di complicanze o deterioramento delle condizioni di salute.

Nell'assistenza ai bambini, la comunicazione è un elemento cruciale. L'OSS deve sviluppare competenze comunicative efficaci per interagire con i bambini di tutte le età, ascoltare le loro preoccupazioni, esprimere empatia e rassicurazione, e fornire informazioni in modo chiaro e comprensibile. La capacità di comunicare con i genitori e gli altri caregiver è altrettanto importante per instaurare relazioni di fiducia, condividere osservazioni e informazioni, e coinvolgerli attivamente nel percorso di cura. Infine, l'Operatore Socio Sanitario che lavora con i bambini deve essere consapevole dell'importanza del gioco e della creatività nell'apprendimento e nello sviluppo. Incorporare attività ludiche, artistiche e creative può arricchire l'esperienza dei bambini, stimolare la loro immaginazione, espressione e autostima, e contribuire a creare un ambiente accogliente e stimolante.

La pedagogia e la didattica sono fondamentali nell'assistenza ai bambini, e un OSS dovrebbe avere una buona comprensione dei principi educativi e delle strategie di insegnamento. La conoscenza delle teorie dell'apprendimento e dello sviluppo cognitivo aiuta l'operatore a creare esperienze educative significative e ad adattare gli interventi alle diverse età e fasi di sviluppo. L'importanza di un approccio centrato sul bambino, che valorizza la curiosità, l'esplorazione e la partecipazione attiva, non può essere sottolineata a sufficienza.
Inoltre, l'OSS deve avere familiarità con il ruolo delle famiglie e delle comunità nell'educazione e nello sviluppo dei bambini. La collaborazione con i genitori, i docenti e gli altri professionisti è

essenziale per sostenere il benessere e l'apprendimento dei bambini in modo olistico e integrato. L'attenzione alle dinamiche familiari, alle culture e ai valori, e la promozione del coinvolgimento parentale sono componenti chiave di un'assistenza efficace.

La gestione dei comportamenti e delle emozioni è un altro aspetto critico dell'assistenza ai bambini. L'OSS deve essere in grado di identificare e intervenire in situazioni di conflitto, aggressività, isolamento o ritiro, e utilizzare strategie positive di gestione del comportamento per promuovere la convivenza, il rispetto e la responsabilità. La formazione in tecniche di counseling, meditazione e disciplina positiva può essere utile in questo contesto.

Inoltre, è fondamentale per l'OSS essere a conoscenza dei diritti dei bambini e delle leggi e normative che li tutelano. Questo include la prevenzione e la segnalazione di abusi, maltrattamenti e violenze, la protezione della privacy e della dignità, e la promozione dell'equità e della non discriminazione. La conoscenza degli strumenti legali e delle risorse disponibili è essenziale per garantire la sicurezza e il benessere dei bambini.

L'Operatore Socio Sanitario deve anche essere preparato a fronteggiare le emergenze e le situazioni critiche che possono sorgere nell'assistenza ai bambini. La formazione in primo soccorso pediatrico, la riconoscimento dei segni di pericolo, e la prontezza nel richiedere assistenza medica sono competenze vitali in questo campo. La prevenzione degli incidenti domestici e la promozione della sicurezza ambientale sono altresì importanti per ridurre i rischi e proteggere la salute dei bambini.

Infine, ma non meno importante, l'OSS deve essere sensibile agli aspetti psicologici dell'infanzia e dell'adolescenza. La comprensione dei processi di formazione dell'identità, delle dinamiche relazionali e dei bisogni affettivi è fondamentale per supportare i bambini nel loro percorso di crescita. L'empathy e l'ascolto attivo sono qualità indispensabili per instaurare relazioni di sostegno e fiducia, e per aiutare i bambini a esprimere e gestire le loro emozioni e sfide.

L'assistenza ai bambini, nell'ambito delle competenze di un Operatore Socio Sanitario (OSS), è un elemento poliedrico che richiede una conoscenza approfondita in diversi settori, come già discusso.

In sintesi, la profonda comprensione dello sviluppo evolutivo è basilare, consentendo all'OSS di adeguare le proprie strategie di assistenza e intervento alle diverse fasi della crescita del bambino, riconoscendo le peculiarità di ogni età e le diverse esigenze che ne conseguono. Questo implica anche la necessità di essere informati sui bisogni specifici dei bambini, che possono variare in funzione dell'età, dello sviluppo cognitivo, emotivo, sociale e fisico, nonché delle eventuali condizioni di salute o disabilità.

Il campo della pedagogia e della didattica si rivela quindi cruciale. L'OSS deve essere dotato di strumenti e conoscenze che gli permettano di supportare il bambino nel suo percorso educativo e di apprendimento, promuovendo la curiosità, l'autonomia, e la partecipazione attiva. Inoltre, l'approccio educativo deve essere inclusivo e rispettoso delle diversità, valorizzando ogni bambino nella sua unicità e promuovendo l'equità e la non discriminazione.

Un'attenzione particolare va rivolta alla collaborazione con le famiglie e con gli altri professionisti del settore, che si rivelano partner fondamentali per garantire un approccio olistico e integrato all'assistenza. L'OSS, in questo senso, deve sviluppare buone competenze relazionali e comunicative, per costruire relazioni di fiducia e per facilitare lo scambio di informazioni e la condivisione delle responsabilità.

La gestione delle emozioni e dei comportamenti, la tutela dei diritti dei bambini e la conoscenza delle normative vigenti, sono anch'essi pilastri dell'assistenza ai bambini. L'OSS deve essere preparato ad affrontare situazioni di difficoltà, a prevenire e segnalare eventuali abusi o maltrattamenti, e a intervenire in modo efficace in caso di emergenze, assicurando sempre la sicurezza e il benessere del bambino.

In ultimo, ma non per importanza, l'OSS deve essere dotato di empatia, ascolto attivo e sensibilità psicologica, per comprendere i vissuti emotivi dei bambini, supportarli nelle sfide quotidiane e nei momenti di crisi, e contribuire al loro benessere psicofisico.

In conclusione, l'assistenza ai bambini richiede una preparazione specifica e multidisciplinare da parte dell'OSS, che deve integrare competenze tecniche, educative, relazionali e etiche, per rispondere in modo appropriato e rispettoso alle diverse esigenze dell'infanzia e contribuire al suo sviluppo armonioso e alla sua tutela.

13. Psicologia Generale e dell'Età Evolutiva • Principi di psicologia • Teorie dello sviluppo • Gestione delle emozioni

La psicologia generale e dell'età evolutiva è un ambito fondamentale per un Operatore Socio Sanitario (OSS), poiché fornisce gli strumenti necessari per comprendere i comportamenti e le reazioni delle persone, in particolare di quelle in fase di sviluppo, e per interagire con loro in modo efficace e rispettoso.

1. **Principi di Psicologia** Innanzitutto, è essenziale per l'OSS avere una solida conoscenza dei principi base della psicologia. Ciò include la comprensione dei principali approcci e teorie psicologiche, come il comportamentismo, il cognitivismo, la psicoanalisi e l'umanesimo, che offrono diverse prospettive sull'essere umano e sul suo funzionamento mentale. La conoscenza di tali principi aiuta l'OSS a interpretare e a comprendere i comportamenti, i pensieri e le emozioni delle persone, facilitando la comunicazione e l'interazione con esse.

2. **Teorie dello Sviluppo** Le teorie dello sviluppo sono fondamentali per capire come le persone crescono e cambiano nel corso della vita. L'OSS dovrebbe essere familiarizzato con le principali teorie dello sviluppo, come quelle proposte da Piaget, Erikson, Freud, e Vygotsky, che esplorano diversi aspetti dello sviluppo cognitivo, emotivo, sociale e fisico. Questa conoscenza è particolarmente utile quando si lavora con bambini, adolescenti e anziani, poiché permette di adattare l'approccio assistenziale alle diverse fasi della vita e ai vari bisogni evolutivi.

3. **Gestione delle Emozioni** La gestione delle emozioni è un'abilità cruciale per un OSS. Comprendere come le emozioni si sviluppano, come influenzano il comportamento e come possono essere regolate, è fondamentale per fornire un supporto efficace. L'OSS deve essere in grado di riconoscere e interpretare le emozioni altrui, di rispondere in modo empatico e supportivo, e di aiutare le persone a gestire le emozioni difficili, come la paura, l'ansia, la rabbia e la tristezza. Inoltre, è importante che l'OSS sviluppi strategie per gestire le proprie emozioni, al fine di mantenere il benessere psicologico e di offrire un'assistenza di qualità.

In conclusione, la conoscenza della psicologia generale e dell'età evolutiva è uno strumento prezioso per l'OSS. Fornisce una base solida per comprendere la complessità dell'essere umano, per interagire in modo efficace e rispettoso con persone di tutte le età, e per supportare il benessere psicologico sia degli assistiti che dell'operatore stesso.

Certamente, esploriamo ulteriormente il vasto ambito della psicologia generale e dell'età evolutiva in relazione al ruolo dell'Operatore Socio Sanitario (OSS).

Aspetti della Psicologia Generale

Per un OSS, è vitale comprendere la pluralità degli approcci della psicologia generale. Ogni individuo è unico, e la psicologia generale esplora la variabilità dei comportamenti, delle motivazioni e dei pensieri. Per esempio, la conoscenza della psicologia positiva può aiutare l'OSS a incoraggiare atteggiamenti ottimisti e resilienza negli assistiti, contribuendo al loro benessere.

Sviluppo del Linguaggio

Lo sviluppo del linguaggio è un elemento chiave dell'età evolutiva. Per l'OSS che lavora con bambini, è fondamentale osservare e supportare le diverse fasi dello sviluppo linguistico, dal balbuzie al linguaggio articolato, adeguando la comunicazione e gli interventi educativi al livello di comprensione del bambino.

Psicologia dell'Adolescenza

L'adolescenza è un periodo di grandi cambiamenti e sfide. L'OSS deve essere preparato a gestire le dinamiche tipiche di questa fase, come la ricerca di identità, la ribellione, la vulnerabilità emotiva, e il bisogno di appartenenza, fornendo un supporto equilibrato e un ambiente sicuro per l'esplorazione e lo sviluppo personale.

Teorie dell'Attaccamento

Le teorie dell'attaccamento, sviluppate da Bowlby e Ainsworth, sono essenziali per comprendere i

legami affettivi e la formazione delle relazioni.
Un OSS informato su questi concetti può
riconoscere i segni di un attaccamento insicuro o
disorganizzato e intervenire per promuovere
relazioni sane e supportare lo sviluppo emotivo.

Intelligenze Multiple

La teoria delle intelligenze multiple di Gardner
sostiene l'esistenza di diverse forme di
intelligenza, come logico-matematica, linguistica,
interpersonale, e naturale. L'OSS può utilizzare
questa conoscenza per identificare e valorizzare i
punti di forza di ogni individuo, promuovendo
l'autostima e l'apprendimento personalizzato.

Neuroscienze e Neuroplasticità

La conoscenza delle basi neurologiche del
comportamento e del concetto di neuroplasticità
è particolarmente utile per l'OSS. Consente di
comprendere come l'ambiente e le esperienze
modellino il cervello e influenzino
l'apprendimento e il comportamento, offrendo
spunti per interventi mirati e per la promozione
dello sviluppo cerebrale.

Psicopatologia e Disturbi del Comportamento

Un'altra area rilevante è la psicopatologia, che
studia i disturbi mentali e del comportamento.
L'OSS dovrebbe avere una conoscenza di base dei
principali disturbi, come l'ADHD, i disturbi
dell'umore, e i disturbi d'ansia, per poter

riconoscere i segnali di sofferenza psicologica e per intervenire tempestivamente, eventualmente indirizzando la persona verso servizi specialistici.

Dinamiche Familiari

Comprendere le dinamiche familiari e i sistemi familiari è fondamentale, soprattutto quando si lavora con bambini e adolescenti. Ogni famiglia è un sistema unico con ruoli, regole e interazioni specifiche. L'OSS deve essere in grado di navigare queste dinamiche, sostenendo sia l'individuo sia la famiglia nel suo insieme.

Sviluppo Morale ed Etico

Lo sviluppo morale ed etico è un aspetto centrale della crescita dell'individuo. Teorie come quelle di Kohlberg e Gilligan offrono insight su come le persone sviluppano il senso del bene e del male e la capacità di prendere decisioni etiche. Un OSS che comprende questi concetti può promuovere valori positivi e aiutare gli assistiti a navigare dilemmi morali e decisioni etiche.

Interventi Psicoeducativi

Infine, ma non meno importante, l'OSS può beneficiare della conoscenza di varie tecniche e interventi.

Sicuramente, continuiamo ad approfondire i diversi aspetti della psicologia generale e dell'età evolutiva che sono cruciali per un OSS.

Strategie di Coping e Resilienza

Comprendere e promuovere strategie di coping efficaci e resilienza è fondamentale per un OSS. La resilienza è la capacità di adattarsi positivamente alle avversità, e svilupparla può aiutare individui di tutte le età a superare le sfide e a crescere. L'OSS può utilizzare varie tecniche per rafforzare la resilienza, come l'incoraggiamento dell'autostima, il supporto delle relazioni sociali, e l'insegnamento di strategie di problem-solving.

Interazione Sociale e Gioco

Nell'età evolutiva, il gioco è un mezzo fondamentale attraverso il quale i bambini esplorano il mondo, apprendono, e sviluppano competenze sociali e cognitive. Per l'OSS che lavora con bambini, è essenziale incoraggiare il gioco e capire i diversi stadi di sviluppo del gioco, come il gioco solitario, parallelo, e cooperativo, per promuovere interazioni appropriate e lo sviluppo sociale.

Sviluppo Emotivo

Il monitoraggio e il supporto dello sviluppo emotivo sono compiti vitali dell'OSS. Comprendere come le emozioni si sviluppano, come i bambini apprendono a regolarle, e come

questo influisce sul loro comportamento, può
aiutare l'OSS a creare ambienti emotivamente
sicuri e a rispondere adeguatamente ai bisogni
emotivi dei bambini.

Psicologia Inversa

La psicologia inversa, ovvero suggerire un'azione
opposta a quella desiderata, può a volte essere
una strategia efficace, specialmente con
adolescenti ribelli. Tuttavia, l'OSS deve usarla
con cautela, essendo consapevole delle possibili
implicazioni etiche e dei limiti di tale approccio.

Teorie dell'Apprendimento

Le teorie dell'apprendimento, come il
condizionamento classico e operante, la teoria
dell'apprendimento sociale di Bandura, e
l'apprendimento cognitivo, sono fondamentali
per comprendere come le persone acquisiscono
nuove conoscenze e comportamenti. Questa
conoscenza permette all'OSS di strutturare
interventi educativi efficaci e di promuovere
apprendimento e cambiamento.

Genetica Comportamentale

La genetica comportamentale studia l'influenza
dei fattori genetici sul comportamento. Avere una
comprensione di base di come la genetica e
l'ambiente interagiscono può aiutare l'OSS a
comprendere la variabilità individuale e a
personalizzare gli interventi.

Bisogni Psicologici Fondamentali

La teoria dell'Autodeterminazione di Ryan e Deci identifica tre bisogni psicologici fondamentali: competenza, autonomia, e appartenenza sociale. Soddisfare questi bisogni è cruciale per il benessere psicologico, e l'OSS può promuovere ambienti e relazioni che li supportano.

Psicologia Transpersonale

La psicologia transpersonale esplora gli aspetti spirituali e trascendenti dell'esperienza umana. Anche se non è centrale in ogni contesto, può offrire spunti interessanti sull'importanza della spiritualità e del senso della vita nelle esperienze delle persone.

Tecnologie e Media

Infine, nella società moderna, è essenziale per un OSS comprendere l'impatto delle tecnologie e dei media sullo sviluppo psicologico. I social media, i videogiochi, e altre forme di media influenzano la socializzazione, l'immagine di sé, e il comportamento, e l'OSS deve essere preparato a navigare questi aspetti e a promuovere un uso equilibrato e consapevole della tecnologia.

In questo viaggio attraverso la psicologia generale e dell'età evolutiva, abbiamo toccato molteplici temi e concept. Eppure, la profondità e l'ampiezza di questa disciplina offrono ancora molte altre aree da esplorare e comprendere, permettendo all'OSS di continuare a sviluppare

competenze e conoscenze in questo campo
fondamentale.

Senza dubbio, la psicologia generale e dell'età
evolutiva è un campo vasto e ricco di
sfaccettature, ognuna delle quali merita
un'attenzione particolare. Inoltre, per un OSS, è
cruciale approfondire ulteriormente alcune di
queste aree per poter offrire un'assistenza più
olistica e informata.

Psicologia del Colore
Un aspetto spesso trascurato, ma di grande
importanza, è la psicologia del colore. I colori
possono influenzare l'umore, le percezioni e le
reazioni delle persone. Ad esempio, il blu è
associato alla calma e alla tranquillità, mentre il
rosso può stimolare l'energia e l'attenzione.
Comprendere queste dinamiche può aiutare
l'OSS a creare ambienti terapeutici e a utilizzare
il colore come strumento di intervento.

Sviluppo Morale
Lo sviluppo morale è un altro tema centrale.
Teorie come quelle di Kohlberg e Gilligan hanno
esplorato come gli individui sviluppano la
capacità di distinguere tra giusto e sbagliato e di
adottare principi etici. L'OSS può utilizzare
queste conoscenze per promuovere lo sviluppo
morale e per comprendere le sfide etiche che
possono emergere in differenti fasi della vita.

Psicologia Positiva

La psicologia positiva, focalizzata sullo studio delle forze e delle virtù che contribuiscono al benessere e alla realizzazione personale, offre strumenti preziosi. Interventi basati sulla gratitudine, sulla forza di volontà, e sulla ricerca di significato possono contribuire al benessere psicologico degli assistiti, indipendentemente dalla loro età.

Mindfulness e Meditazione

La mindfulness e la meditazione sono tecniche che possono aiutare a ridurre lo stress, migliorare la concentrazione e promuovere il benessere emotivo. Insegnare queste pratiche può essere particolarmente utile per aiutare gli individui a gestire ansia, depressione e altri disturbi emotivi.

Intelligenze Multiple

La teoria delle intelligenze multiple di Gardner sottolinea l'esistenza di diverse forme di intelligenza, tra cui logico-matematica, linguistica, musicale e interpersonale. Questa prospettiva può aiutare l'OSS a riconoscere e valorizzare le diverse abilità e potenzialità degli individui, contribuendo al loro sviluppo complessivo.

Teoria dell'Attaccamento

La teoria dell'attaccamento di Bowlby esplora l'importanza delle relazioni affettive nella prima infanzia e il loro impatto sullo sviluppo emotivo e sociale. Conoscere i diversi stili di attaccamento può aiutare l'OSS a comprendere le dinamiche relazionali e a intervenire in modo adeguato in caso di difficoltà.

Sindrome da Burnout

È importante anche che l'OSS sia informato sulla sindrome da burnout, che può colpire chi lavora in professioni di aiuto. Conoscere i segnali di allarme e le strategie di prevenzione può aiutare a mantenere il benessere psicologico e a evitare l'esaurimento professionale.

Effetto Placebo e Nocebo

Infine, l'effetto placebo e nocebo sono fenomeni psicologici che influenzano la percezione del dolore e l'efficacia dei trattamenti. Comprendere questi effetti può contribuire ad ottimizzare gli interventi terapeutici e a migliorare la qualità dell'assistenza.

La ricchezza di questi temi mostra quanto sia fondamentale continuare ad approfondire e ad ampliare le conoscenze in psicologia generale e dell'età evolutiva per un OSS. Ogni giorno può offrire nuove opportunità di apprendimento e di crescita professionale in questo campo.

Per concludere, l'area della psicologia generale e dell'età evolutiva è di immenso valore per un Operatore Socio-Sanitario (OSS) e richiede una comprensione profonda e dettagliata di svariati argomenti e concetti.

Rilevanza e Applicazione

La psicologia gioca un ruolo fondamentale nel plasmare l'approccio dell'OSS, influenzando non solo la qualità dell'assistenza fornita ma anche la capacità di adattarsi e rispondere alle esigenze individuali di ciascun assistito. La conoscenza delle teorie dello sviluppo, delle dinamiche relazionali, della gestione delle emozioni e degli aspetti cognitivi, permette all'OSS di comprendere meglio gli individui in ogni fase della vita e di adattare le proprie strategie di assistenza in modo appropriato.

Sviluppo Continuo

Data la natura in continua evoluzione del campo della psicologia, è indispensabile che l'OSS mantenga un impegno costante verso l'apprendimento e l'aggiornamento professionale. Partecipare a corsi di formazione, seminari e workshop, oltre che leggere pubblicazioni e studi di settore, sono modi efficaci per rimanere aggiornati sulle ultime ricerche e sulle migliori prassi.

Intervento Olistico

Con le competenze acquisite in psicologia, l'OSS è in grado di fornire un'assistenza olistica che considera la persona nella sua interezza, tenendo conto non solo delle necessità fisiche, ma anche di quelle psicologiche, emotive, sociali e cognitive. Questo approccio centrato sulla persona contribuisce a migliorare il benessere complessivo dell'individuo e a promuovere la sua autonomia e la sua qualità di vita.

Riflessione etica e Deontologica

L'OSS, avendo una solida base in psicologia generale e dell'età evolutiva, è anche meglio equipaggiato per affrontare dilemmi etici e questioni deontologiche che possono emergere nel corso della pratica professionale, avendo a disposizione gli strumenti per riflettere criticamente e prendere decisioni informate nel miglior interesse dell'assistito.

Collaborazione Interdisciplinare

Infine, comprendere i principi della psicologia facilita la collaborazione interdisciplinare con altri professionisti della salute e del sociale. L'OSS può dialogare efficacemente con psicologi, medici, terapisti occupazionali e altri, contribuendo alla creazione di un piano di assistenza integrato e centrato sull'individuo.

In conclusione, l'investimento nella conoscenza e nella comprensione della psicologia generale e dell'età evolutiva non solo arricchisce il profilo professionale dell'OSS, ma migliora significativamente la qualità e l'efficacia dell'assistenza fornita, incidendo positivamente sul benessere degli individui assistiti.

14. Sociologia e Antropologia • Concetti chiave di sociologia • Diversità culturale e integrazione • Modelli di famiglia e relazioni sociali

Nel settore dell'assistenza sociale e sanitaria, la sociologia e l'antropologia sono discipline fondamentali che offrono spunti preziosi per comprendere le dinamiche sociali, le strutture familiari, le diversità culturali e i modelli di relazioni interpersonali. L'Operatore Socio-Sanitario (OSS) deve, quindi, avere una conoscenza solida di questi concetti per poter fornire un'assistenza efficace e culturalmente competente.

Concetti Chiave di Sociologia

La sociologia studia le strutture, i processi e i cambiamenti delle società umane. Essa esplora come gli individui interagiscono tra loro e con le istituzioni, analizzando le norme, i valori e i ruoli sociali. Per un OSS, la comprensione dei concetti chiave di sociologia è cruciale per identificare le dinamiche sociali che influenzano il benessere degli individui e delle comunità. Ad esempio, la conoscenza delle disuguaglianze sociali e dei fattori di esclusione può aiutare l'OSS a riconoscere e affrontare le barriere all'accesso alle cure e ai servizi.

Diversità Culturale e Integrazione

L'antropologia, che studia la diversità culturale e i modelli di vita delle popolazioni umane, offre strumenti importanti per comprendere le differenze culturali e le pratiche di integrazione. L'OSS deve essere in grado di rispettare e valorizzare la diversità, adattando l'assistenza alle specifiche esigenze culturali, religiose e linguistiche degli assistiti. Questa competenza è particolarmente rilevante in contesti multiculturale, dove la sensibilità interculturale è fondamentale per costruire relazioni di fiducia e promuovere l'integrazione e l'inclusione sociale.

Modelli di Famiglia e Relazioni Sociali

La sociologia della famiglia esamina la varietà dei modelli familiari e delle relazioni sociali, offrendo spunti preziosi sull'evoluzione delle strutture familiari, sui ruoli di genere e sull'impatto delle trasformazioni sociali sulle dinamiche familiari. L'OSS deve essere a conoscenza delle diverse tipologie di famiglia e delle sfide associate, per poter fornire un supporto adeguato e personalizzato. La conoscenza delle reti di supporto sociale e delle risorse comunitarie è, inoltre, essenziale per facilitare l'accesso ai servizi e promuovere la resilienza degli individui e delle famiglie.

Riflessioni Finali

In conclusione, la conoscenza della sociologia e dell'antropologia è un elemento fondamentale nel bagaglio di competenze dell'OSS. Essa permette di adottare un approccio olistico e culturalmente competente nell'assistenza, promuovendo l'inclusione, la partecipazione e il benessere sociale degli individui assistiti. Attraverso la continua formazione e riflessione su questi temi, l'OSS può contribuire a costruire comunità più inclusive e resilienti, dove la diversità è vista come una risorsa e ogni individuo è valorizzato nella sua unicità.

La sociologia e l'antropologia, essendo discipline che esplorano le profondità del tessuto sociale e delle dinamiche culturali, offrono una miriade di sfaccettature e applicazioni pratiche nell'ambito dell'assistenza sanitaria e sociale. Approfondire questi aspetti può arricchire notevolmente le competenze dell'OSS e migliorare la qualità dell'assistenza fornita.

Applicazione Pratica della Sociologia

L'OSS, grazie alla sociologia, può comprendere meglio come le strutture sociali e i processi influenzano il comportamento degli individui e il loro benessere. La consapevolezza delle influenze sociali può aiutare l'OSS a identificare le potenziali cause di stress o disagio, facilitando l'implementazione di strategie di supporto efficaci. La sociologia offre, inoltre, strumenti per analizzare l'impatto delle politiche sanitarie e sociali sulle comunità, consentendo all'OSS di partecipare attivamente nella promozione del cambiamento sociale e nella difesa dei diritti degli assistiti.

Importanza dell'Antropologia

L'antropologia culturale si rivela essenziale nel comprendere le differenze nei modelli di malattia e di cura tra diverse culture. Questa comprensione è fondamentale quando si lavora con popolazioni diverse, permettendo all'OSS di adattare l'assistenza in modo culturalmente sensibile e rispettoso. Inoltre, l'antropologia medica fornisce insights preziosi sulle credenze, i valori e le pratiche relative alla salute e alla malattia, contribuendo alla formazione di un OSS capace di navigare le complessità del panorama sanitario multiculturale.

Evoluzione dei Modelli Familiari

L'OSS deve essere attento alle continue trasformazioni dei modelli familiari e dei ruoli all'interno della famiglia. La crescente diversità delle strutture familiari, dovuta a fenomeni come il divorzio, le famiglie allargate, le famiglie monoparentali, richiede flessibilità e adattabilità da parte dell'OSS. La capacità di riconoscere e valorizzare le differenti forme di famiglia contribuisce a creare un ambiente di supporto inclusivo e accogliente per tutti gli assistiti.

Dinamiche Relazionali e Sociali
Comprendere le dinamiche relazionali e sociali attraverso la lente della sociologia e dell'antropologia permette all'OSS di interpretare meglio le interazioni tra gli individui, all'interno delle famiglie e delle comunità. Questa consapevolezza può guidare l'OSS nell'instaurare relazioni di fiducia e nel mediare conflitti, favorendo la coesione sociale e il benessere collettivo.

In definitiva, l'integrazione delle conoscenze sociologiche e antropologiche nelle pratiche quotidiane dell'OSS può apportare significativi benefici nel fornire assistenza che sia rispettosa delle diversità e attenta alle dinamiche sociali e culturali. L'applicazione di questi principi contribuisce a creare un contesto di cura olistico e umanizzato, dove ogni individuo è considerato nel suo contesto socioculturale e nelle sue relazioni.

Nella conclusione di questo punto, è imperativo sottolineare l'importanza cruciale delle discipline sociologiche e antropologiche nel plasmare e arricchire l'approccio e le competenze dell'OSS. La sociologia, fornendo un quadro di riferimento per analizzare e comprendere le strutture sociali, le relazioni, e i fenomeni di gruppo, permette all'OSS di navigare con competenza la molteplicità delle dinamiche sociali, contribuendo in modo significativo alla personalizzazione e all'efficacia dell'assistenza. L'antropologia, da parte sua, agisce come chiave di volta per la comprensione profonda delle diversità culturali e delle pratiche tradizionali relative alla salute e alla malattia. La capacità di fornire assistenza in modo culturalmente competente e sensibile si rivela indispensabile in una società sempre più pluralistica e globalizzata, dove gli incontri tra differenti modi di vedere e vivere la vita e la salute sono all'ordine del giorno.

Il cambiamento nei modelli di famiglia e nelle relazioni sociali, dovuto all'evoluzione della società e alla diversificazione delle forme di convivenza e dei legami affettivi, richiede da parte dell'OSS un approccio flessibile, inclusivo e rispettoso delle specificità di ciascuno. La familiarità con queste trasformazioni permette all'OSS di instaurare relazioni significative e di supporto con gli assistiti e le loro famiglie, promuovendo un senso di appartenenza e benessere.

Inoltre, l'applicazione dei principi sociologici e antropologici può contribuire significativamente alla gestione dei conflitti e alla promozione della coesione e della cooperazione all'interno delle comunità e delle strutture assistenziali. L'OSS diventa così un attore chiave nella creazione di ambienti terapeutici positivi e nella promozione di una cultura dell'accoglienza e del rispetto delle diversità.

Infine, è necessario che l'OSS mantenga un impegno costante nell'aggiornamento e nell'approfondimento delle conoscenze in questi campi, al fine di rispondere alle sfide emergenti e di evolvere in sintonia con le trasformazioni sociali e culturali. L'intersezione tra sociologia, antropologia e assistenza sanitaria offre un terreno fertile per l'innovazione e il miglioramento continuo delle prassi assistenziali, consolidando il ruolo dell'OSS come professionista della salute attento alle dinamiche umane e sociali.

15. Nutrizione e Dietetica • Principi di nutrizione • Dieta equilibrata e personalizzata • Disturbi alimentari e prevenzione

Il campo della Nutrizione e Dietetica è fondamentale per un Operatore Socio-Sanitario (OSS) poiché ha un impatto diretto sulla salute e sul benessere degli individui assistiti. Acquisire una conoscenza solida e aggiornata in questo ambito permette all'OSS di contribuire attivamente al mantenimento e al miglioramento della salute attraverso l'alimentazione.

I principi di nutrizione forniscono le basi per comprendere come il cibo che consumiamo influisce sulla nostra salute. Gli OSS devono essere in grado di riconoscere i bisogni nutrizionali in base all'età, al sesso, allo stato di salute e al livello di attività fisica. Questo include la conoscenza degli elementi nutritivi essenziali, come proteine, carboidrati, grassi, vitamine e minerali, e la loro importanza nel mantenimento della salute e nella prevenzione delle malattie.

La capacità di pianificare e promuovere una dieta equilibrata e personalizzata è essenziale. L'OSS deve considerare le esigenze individuali, le preferenze alimentari, le condizioni mediche, così come le possibili interazioni tra farmaci e nutrienti. La personalizzazione della dieta può riguardare anche l'adattamento culturale, la gestione di allergie o intolleranze alimentari, e l'adeguamento delle consistenze in caso di difficoltà di deglutizione.

I disturbi alimentari rappresentano un'altra area critica. L'OSS deve essere in grado di riconoscere i segni e i sintomi di disturbi alimentari come anoressia, bulimia, binge eating, e disturbi dell'alimentazione selettiva. La formazione in questo campo dovrebbe anche includere strategie di prevenzione e intervento precoce, così come la consapevolezza delle implicazioni psicologiche e fisiche di tali disturbi.

L'educazione e la promozione della salute nutrizionale nei contesti di cura sono altresì fondamentali. L'OSS può giocare un ruolo chiave nell'educare gli individui e le loro famiglie sull'importanza di sane abitudini alimentari, contribuendo a sviluppare la consapevolezza e le competenze necessarie per fare scelte alimentari informate e salutari.

Infine, l'evoluzione continua delle conoscenze in campo nutrizionale e dietetico richiede un impegno costante da parte dell'OSS nell'aggiornamento professionale. Mantenere una conoscenza aggiornata delle linee guida nutrizionali, delle nuove ricerche e degli sviluppi nel campo della dietetica è essenziale per fornire consigli alimentari basati sulle migliori evidenze disponibili e per adattarsi alle esigenze emergenti degli assistiti.

L'OSS deve anche comprendere l'importanza della sicurezza alimentare e delle buone pratiche di manipolazione degli alimenti per prevenire contaminazioni e intossicazioni. La consapevolezza delle normative vigenti in materia di igiene alimentare e la formazione sulle tecniche di conservazione degli alimenti sono fondamentali per garantire la sicurezza dei pazienti e degli assistiti.

La conoscenza delle esigenze nutrizionali specifiche per le diverse fasi della vita è altresì cruciale. L'OSS dovrebbe essere in grado di distinguere le necessità nutrizionali di neonati, bambini, adolescenti, adulti e anziani, nonché di persone in stato di gravidanza o allattamento. Questo aspetto richiede un approccio olistico che consideri non solo gli aspetti fisiologici, ma anche quelli psicologici e sociali che influenzano le abitudini alimentari.

È fondamentale inoltre che l'OSS sia in grado di identificare e segnalare i rischi di malnutrizione. La valutazione dello stato nutrizionale attraverso strumenti come la misurazione del peso, dell'altezza, dell'indice di massa corporea (BMI) e l'analisi della composizione corporea, sono competenze chiave in questo campo. La capacità di interpretare questi dati e di collaborare con professionisti della nutrizione, come dietisti e nutrizionisti, può contribuire significativamente alla prevenzione e al trattamento della malnutrizione.

Nella pratica quotidiana, l'OSS può incontrare pazienti con esigenze dietetiche speciali a causa di condizioni mediche croniche come il diabete, le malattie cardiovascolari, le patologie renali, e le intolleranze alimentari. Avere una conoscenza

di base di queste condizioni e delle modificazioni
dietetiche necessarie è essenziale per fornire
un'assistenza adeguata e per contribuire alla
gestione ottimale della salute del paziente.
L'OSS deve anche essere consapevole
dell'impatto della cultura e delle credenze
religiose sulle abitudini alimentari. L'abilità di
rispettare e adattare le pratiche alimentari in
base a queste diversità è fondamentale per
garantire un'assistenza centrata sulla persona e
culturalmente competente.
Inoltre, la formazione in nutrizione e dietetica
dovrebbe fornire all'OSS strumenti e strategie per
affrontare le sfide etiche legate all'alimentazione,
come il diritto all'autodeterminazione del
paziente, i dilemmi etici in caso di rifiuto del
cibo, e le decisioni relative alla nutrizione
artificiale.
In sintesi, la competenza in nutrizione e dietetica
è una componente chiave della formazione e
della pratica dell'OSS, che richiede una
conoscenza approfondita, un approccio olistico e
una continua aggiornamento per rispondere alle
esigenze diverse e complesse degli assistiti.

Nell'ambito della nutrizione e dietetica, l'OSS
deve anche approfondire la conoscenza di vari
tipi di diete terapeutiche prescritte per specifiche
condizioni mediche o chirurgiche. Ad esempio,

l'importanza di una dieta a basso contenuto di sodio per i pazienti con ipertensione, o una dieta ricca di fibre per chi soffre di problemi digestivi. Questa consapevolezza aiuta l'OSS a contribuire attivamente alla gestione delle patologie croniche attraverso la nutrizione.

Inoltre, è essenziale che l'OSS sia informato sui principi della sicurezza alimentare e sull'importanza di prevenire le malattie trasmesse da alimenti. Questo include la conoscenza delle procedure di pulizia e disinfezione, la gestione corretta degli alimenti crudi e cotti, e le pratiche di cottura sicura.

È altresì importante per un OSS avere una comprensione dei disturbi del comportamento alimentare, come l'anoressia nervosa, la bulimia nervosa e il disturbo da binge eating. Questa consapevolezza permetterà di identificare i segnali di allarme, supportare i pazienti e le loro famiglie, e collaborare con i professionisti della salute mentale per fornire un approccio terapeutico integrato.

L'educazione nutrizionale è un altro aspetto cruciale. L'OSS dovrebbe essere in grado di fornire informazioni accurate e comprensibili sui principi di una dieta equilibrata, sulle porzioni consigliate, e sui benefici di uno stile di vita attivo. Questo ruolo educativo si estende anche alla promozione di abitudini alimentari sane

nelle comunità e all'interno delle famiglie,
contribuendo così alla prevenzione di malattie
croniche correlate all'alimentazione.
L'OSS deve anche considerare il ruolo delle
abitudini alimentari nella prevenzione delle
malattie e nel mantenimento della salute
generale. La conoscenza dei principi
dell'alimentazione antiossidante, anti-
infiammatoria, e della dieta mediterranea può
arricchire il bagaglio di competenze dell'OSS.
La formazione in nutrizione e dietetica dovrebbe
anche abbracciare l'importanza della sostenibilità
alimentare e l'impatto dell'alimentazione
sull'ambiente. L'OSS può così contribuire a
sensibilizzare i pazienti e le loro famiglie
sull'importanza delle scelte alimentari etiche e
sostenibili.
Infine, la dimensione emotiva della nutrizione
non può essere trascurata. L'OSS deve essere
preparato a gestire le emozioni dei pazienti e
delle famiglie legate all'alimentazione, come la
paura, la frustrazione, o la vergogna, e ad offrire
supporto psicologico ed emotivo in modo
empatico e rispettoso.

La nutrizione e la dietetica svolgono un ruolo
cruciale anche nel supporto ai pazienti in
convalescenza o in riabilitazione. L'OSS deve
essere in grado di comprendere e applicare i

principi della nutrizione clinica per promuovere la guarigione delle ferite, migliorare la funzione immunitaria e ottimizzare la salute generale dei pazienti. La conoscenza delle interazioni tra farmaci e nutrienti è anch'essa fondamentale, poiché alcuni farmaci possono influire sull'assorbimento dei nutrienti o viceversa.

Un altro aspetto rilevante riguarda l'adattamento delle diete a seconda delle diverse età e condizioni fisiologiche, come la gravidanza, l'allattamento, l'infanzia, l'adolescenza, l'età adulta e la vecchiaia. L'OSS deve essere in grado di supportare le necessità nutrizionali specifiche di ciascun individuo, in collaborazione con dietisti e altri professionisti sanitari.

Inoltre, l'OSS dovrebbe avere una conoscenza approfondita delle allergie e delle intolleranze alimentari, essendo queste condizioni sempre più comuni. La capacità di riconoscere i sintomi di una reazione allergica e di intervenire prontamente può essere vitale in certe situazioni. La malnutrizione è un altro problema che l'OSS può incontrare, soprattutto in ambienti sanitari o in comunità vulnerabili. Essere in grado di identificare i segni e i sintomi di malnutrizione e conoscere le strategie di intervento è fondamentale per prevenire complicazioni a lungo termine.

L'aspetto culturale della nutrizione è anche di grande rilevanza. Ogni cultura ha le proprie abitudini alimentari e credenze in merito al cibo. L'OSS deve rispettare e valorizzare queste diversità, offrendo al contempo consigli basati su evidenze scientifiche e promuovendo l'adattamento di diete tradizionali a modelli alimentari più sani.

Inoltre, è essenziale che l'OSS possieda competenze nella promozione della salute orale, dato che la salute della bocca è strettamente collegata alla nutrizione. La capacità di educare i pazienti su una corretta igiene orale e su come prevenire malattie parodontali attraverso una dieta equilibrata è fondamentale.

Il campo della nutrigenomica, che studia l'interazione tra geni e nutrizione, sta guadagnando sempre più importanza. Anche se l'OSS non è un esperto in questo campo, avere una conoscenza di base può aiutare a comprendere come le varianti genetiche possono influenzare le risposte individuali alla dieta e ai nutrienti.

Infine, è importante che l'OSS mantenga un aggiornamento continuo nel campo della nutrizione e dietetica, dato che le scoperte scientifiche e le linee guida evolvono costantemente. Questo permetterà di fornire consigli attuali e basati sulle migliori evidenze

disponibili, promuovendo così la salute e il
benessere dei pazienti.

 La sfera della nutrizione e dietetica spazia anche
nel vasto mondo della dieta sportiva e della
nutrizione per la prestazione fisica. L'OSS
potrebbe incontrare pazienti che necessitano di
regimi alimentari specifici per sostenere l'attività
fisica o la riabilitazione. Comprendere le
necessità energetiche, la tempistica dei pasti e
l'equilibrio dei macronutrienti può aiutare a
supportare sia gli atleti che le persone in
recupero fisico.
L'OSS dovrebbe, inoltre, essere consapevole
dell'importanza della idratazione, non solo per gli
atleti, ma anche per i pazienti anziani o quelli con
particolari condizioni di salute. La disidratazione
può portare a gravi complicazioni, quindi
conoscere i segnali e intervenire
tempestivamente è essenziale.
Un ulteriore aspetto riguarda la conoscenza dei
supplementi alimentari e delle erbe medicinali.
Molte persone utilizzano questi prodotti, e l'OSS
dovrebbe essere in grado di fornire informazioni
accurate e consigli su possibili interazioni o
effetti collaterali, sempre in coordinamento con il
personale medico e di nutrizione qualificato.
Inoltre, è fondamentale che l'OSS comprenda il
ruolo della nutrizione nella prevenzione e

gestione delle malattie croniche come diabete, malattie cardiovascolari e obesità. La formazione in questo ambito dovrebbe includere le ultime ricerche su come la dieta influisce sulla salute metabolica e cardiovascolare, e sulle strategie di intervento nutrizionale.

La sicurezza alimentare è un altro aspetto cruciale della nutrizione e dietetica. L'OSS deve conoscere le buone pratiche di manipolazione degli alimenti, la prevenzione delle contaminazioni e la gestione delle intossicazioni alimentari. La comprensione delle normative vigenti e delle linee guida in materia di sicurezza alimentare è indispensabile.

L'educazione alimentare e la promozione di stili di vita salutari sono al centro dell'intervento dell'OSS. Il professionista deve essere in grado di comunicare efficacemente l'importanza di abitudini alimentari sane, di incoraggiare la scelta di alimenti nutrienti e di sostenere i pazienti nel mantenimento di un'alimentazione equilibrata.

Non va trascurato, infine, il ruolo della nutrizione nella salute mentale. L'OSS dovrebbe essere consapevole delle relazioni tra dieta, stato d'animo e funzionamento cognitivo, e come l'alimentazione può influenzare condizioni quali depressione, ansia e stress. Conoscere strategie nutrizionali che supportano la salute mentale può essere un prezioso strumento nell'assistenza ai pazienti.

Questi aspetti evidenziano come l'ambito della nutrizione e dietetica sia ampio e multidimensionale, e come l'OSS debba essere preparato su vari fronti per garantire un'assistenza olistica e personalizzata. La formazione continua e l'aggiornamento sono quindi fondamentali per rimanere al passo con le nuove scoperte e le prassi emergenti in questo campo.

In conclusione, l'ampio spettro di competenze richieste nel campo della nutrizione e dietetica sottolinea l'importanza cruciale di questo settore nell'assistenza sanitaria. L'OSS è chiamato a comprendere, applicare e comunicare principi di nutrizione avanzati, coprendo un'ampia varietà di esigenze specifiche e situazioni individuali. L'approccio deve essere olistico, personalizzato e basato su evidenze scientifiche aggiornate. La prevenzione e gestione dei disturbi alimentari, così come la creazione e mantenimento di diete equilibrate e personalizzate, rappresentano un impegno centrale dell'OSS. Il professionista deve quindi acquisire una conoscenza approfondita delle diverse necessità nutrizionali, dei potenziali rischi e delle migliori pratiche in termini di sicurezza alimentare. Questa competenza è essenziale per minimizzare i rischi di malnutrizione, obesità e altre patologie correlate all'alimentazione, garantendo così il benessere e la salute dei pazienti.

La sensibilizzazione e l'educazione sui corretti stili di vita alimentari e l'importanza di una dieta equilibrata sono altresì fondamentali. L'OSS ha il compito di favorire la consapevolezza e l'adozione di scelte alimentari salutari, intervenendo in maniera educativa e supportiva, soprattutto nei contesti vulnerabili.

La formazione continua e l'aggiornamento periodico sono indispensabili per assicurare che le competenze dell'OSS rimangano all'avanguardia e rispondano alle esigenze in continua evoluzione del settore sanitario. L'integrazione di nuove ricerche, l'adattamento a nuovi modelli di assistenza e la comprensione delle interazioni tra alimentazione e salute mentale sono tutti aspetti che arricchiscono il profilo professionale dell'OSS.

In definitiva, la competenza in nutrizione e dietetica consolida il ruolo dell'OSS come figura chiave nell'assistenza sanitaria, promuovendo il benessere dei pazienti attraverso un approccio alimentare consapevole, equilibrato e scientificamente fondato. L'attenzione alla diversità delle esigenze, la promozione dell'autonomia alimentare e la prevenzione dei rischi associati all'alimentazione sono pilastri su cui si fonda l'efficacia dell'intervento dell'OSS in questo ambito.

16. Igiene Personale e Ambientale • Tecniche di igiene personale • Pulizia e sanificazione degli ambienti • Prevenzione delle infezioni

L'igiene personale e ambientale rappresenta un altro settore fondamentale nel campo dell'assistenza. È essenziale che gli operatori socio-sanitari (OSS) abbiano competenze specifiche in questo ambito per garantire il benessere e la salute sia degli utenti che dei professionisti stessi. Esaminiamo quindi in dettaglio ciascun sottopunto.

1. **Tecniche di igiene personale:** Gli OSS devono essere ben versati nelle tecniche di igiene personale, non solo per se stessi, ma anche per assistere gli utenti che potrebbero avere difficoltà a mantenere un'adeguata igiene. Questo include la conoscenza di metodologie per la pulizia della pelle, la cura dei capelli, delle unghie e della bocca. La corretta igiene delle mani è particolarmente cruciale, dato che rappresenta la prima linea di difesa contro la trasmissione di infezioni.

2. **Pulizia e sanificazione degli ambienti:** Gli ambienti in cui gli OSS operano, come ospedali, case di riposo e abitazioni private, devono essere mantenuti in condizioni igieniche ottimali. Ciò implica la pulizia regolare delle superfici, la gestione corretta dei rifiuti, la sanificazione degli strumenti e delle attrezzature e la garanzia di una buona ventilazione. La conoscenza dei prodotti e delle tecniche di sanificazione è fondamentale per eliminare efficacemente batteri, virus e altri microrganismi patogeni.

3. **Prevenzione delle infezioni:** La prevenzione delle infezioni è una priorità assoluta nell'assistenza sanitaria. Gli OSS devono essere formati sulle modalità di trasmissione delle infezioni, sulle misure di isolamento quando necessario e sull'uso appropriato dei Dispositivi di Protezione Individuale (DPI). La vaccinazione e la formazione continua sulle nuove minacce infettive e sulle migliori pratiche di prevenzione sono altresì essenziali.

   Questi tre aspetti, se gestiti correttamente, possono significativamente ridurre il rischio di infezioni e malattie sia tra gli utenti che tra il personale. È quindi di fondamentale importanza che gli OSS acquisiscano e mantengano competenze aggiornate in materia di igiene personale e ambientale, adottando un approccio proattivo e informato per prevenire la diffusione di patogeni e garantire un ambiente sicuro e salubre per tutti.

Certamente, approfondiamo ulteriormente il tema dell'igiene personale e ambientale nell'ambito del lavoro dell'OSS.

Importanza dell'Igiene nelle Varie Situazioni: Gli OSS possono trovarsi a lavorare in una varietà di contesti, ognuno dei quali presenta sfide uniche in termini di igiene. Nei contesti ospedalieri, per esempio, è cruciale prevenire la diffusione di infezioni nosocomiali, mentre nelle abitazioni private, la sfida può riguardare la gestione dell'igiene in spazi ristretti o meno controllati. La consapevolezza delle diverse necessità igieniche in ciascun contesto e la capacità di adattarsi di conseguenza sono quindi essenziali.

Formazione Continua: Il campo della sanità è in continua evoluzione, e lo stesso vale per le migliori pratiche in termini di igiene. Gli OSS devono pertanto impegnarsi in un apprendimento continuo, aggiornandosi regolarmente su nuove ricerche, prodotti e metodologie. Ciò è particolarmente vero in tempi di emergenze sanitarie, dove la comprensione e l'implementazione di nuove linee guida può avere un impatto diretto sulla salute della comunità.

Collaborazione Multidisciplinare: L'igiene personale e ambientale non è solo responsabilità dell'OSS, ma è un compito che coinvolge tutti i professionisti sanitari e il personale di supporto. La collaborazione e la comunicazione efficace tra diversi ruoli sono essenziali per mantenere elevati standard igienici. L'OSS dovrebbe quindi sviluppare buone relazioni di lavoro con colleghi, management e personale delle pulizie, contribuendo attivamente a un ambiente di lavoro sicuro e salubre.

Sensibilizzazione degli Utenti: Gli OSS hanno anche un ruolo educativo, aiutando gli utenti a comprendere l'importanza dell'igiene personale e ad adottare buone pratiche. Questo può includere la formazione su lavaggio delle mani, igiene orale, e prevenzione delle infezioni. Ogni utente avrà esigenze diverse, e l'OSS deve essere in grado di personalizzare i suoi interventi in modo sensibile e rispettoso.

Monitoraggio e Valutazione: La prevenzione delle infezioni e il mantenimento di elevati standard igienici richiedono un monitoraggio costante e la valutazione delle pratiche in atto. Gli OSS dovrebbero essere proattivi nel segnalare eventuali problemi o aree di miglioramento, contribuendo a sviluppare strategie efficaci per risolvere le sfide igieniche.

Sostenibilità Ambientale: Inoltre, nell'era della crescente consapevolezza ambientale, gli OSS possono essere chiamati a considerare la sostenibilità delle pratiche igieniche, esplorando l'uso di prodotti ecologici e metodi di riduzione dei rifiuti, senza compromettere la sicurezza.

Aspetti Psicologici: Infine, è importante considerare anche gli aspetti psicologici dell'igiene. Mantenere un ambiente pulito e ordinato può avere un impatto positivo sul benessere mentale degli utenti, mentre aiutare le persone a mantenere l'igiene personale può migliorare l'autostima e la dignità. Gli OSS devono essere consapevoli di questi aspetti e lavorare per supportare la salute mentale e fisica attraverso pratiche igieniche adeguate.

Oltre ai temi già toccati, ci sono altri aspetti significativi legati all'igiene personale e ambientale nel contesto della professione di OSS.

Innovazione Tecnologica: L'innovazione tecnologica gioca un ruolo fondamentale nella promozione di migliori standard igienici. L'adozione di nuovi strumenti e tecnologie può facilitare la pulizia e la sanificazione, riducendo il tempo e lo sforzo necessari. Gli OSS devono rimanere aggiornati sulle ultime innovazioni e valutare costantemente la possibilità di integrarle nelle loro routine quotidiane.

Adattabilità e Flessibilità: Ogni utente e ogni ambiente richiedono un approccio unico. Gli OSS devono mostrare adattabilità e flessibilità, modificando le loro pratiche igieniche in base alle esigenze specifiche, alle condizioni ambientali e alle preferenze individuali. L'attenzione ai dettagli e la capacità di rispondere prontamente ai cambiamenti sono qualità essenziali.

Gestione dei Rifiuti: La gestione efficace dei rifiuti è un altro elemento cruciale. Oltre ad adottare pratiche che minimizzano la produzione di rifiuti, è importante seguire procedure corrette per lo smaltimento, soprattutto quando si tratta di rifiuti biologici o pericolosi. La formazione continua e la consapevolezza delle normative locali sono fondamentali in questo ambito.

Biofilm e Contaminazione Microbica: Gli OSS devono avere una conoscenza approfondita della formazione di biofilm e del modo in cui i microrganismi si diffondono e resistono ai metodi di pulizia convenzionali. Devono essere formati su come interrompere il ciclo vitale dei patogeni e prevenire la contaminazione crociata attraverso la corretta igiene e sanificazione.

Importanza della Comunicazione: L'efficace comunicazione con gli utenti, i familiari e gli altri membri del team sanitario è essenziale. Fornire informazioni chiare e concise sull'importanza delle pratiche igieniche e sui motivi per cui vengono adottate determinate procedure può aiutare a ottenere la collaborazione di tutti e a mantenere un ambiente sicuro.

Conoscenza dei Prodotti: L'OSS deve avere una solida conoscenza dei vari prodotti di pulizia e sanificazione disponibili, delle loro applicazioni, delle precauzioni da adottare e dell'efficacia contro diversi tipi di contaminanti. Questo include la comprensione dei dosaggi correti, dei tempi di contatto necessari e dell'uso appropriato di disinfettanti e detergenti.

Salute Fisica dell'OSS: Infine, è essenziale che gli OSS prestino attenzione anche alla propria salute fisica. L'uso prolungato di prodotti chimici, l'esposizione a contaminanti e la natura fisicamente esigente del lavoro possono avere effetti a lungo termine sulla salute. Adottare misure preventive, utilizzare dispositivi di protezione individuale appropriati e seguire le linee guida ergonomiche contribuiscono a proteggere la salute dell'OSS.

Sviluppo Sostenibile: Un elemento sempre più rilevante è la sostenibilità. Gli operatori socio-sanitari (OSS) devono considerare l'impatto ambientale delle pratiche igieniche, optando, quando possibile, per prodotti e tecniche eco-sostenibili. Ciò potrebbe includere l'utilizzo di prodotti biodegradabili, la riduzione del consumo d'acqua e l'implementazione di sistemi di riciclaggio.

Formazione Continua: La formazione continua è fondamentale per mantenere elevati standard di igiene personale e ambientale. Gli OSS devono essere aggiornati sulle ultime scoperte scientifiche, nuove tecniche di disinfezione e su eventuali cambiamenti nelle linee guida e nelle normative. Corsi, seminari e workshop possono offrire occasioni preziose di apprendimento e aggiornamento professionale.

Sicurezza Chimica: L'uso di sostanze chimiche per la pulizia e la disinfezione comporta rischi per la salute degli operatori e degli utenti. È quindi essenziale conoscere le proprietà, i rischi e le misure di sicurezza relative a ogni prodotto utilizzato. La corretta etichettatura e lo stoccaggio dei prodotti chimici sono altrettanto importanti per prevenire incidenti.

Interazione con la Comunità: Gli OSS possono giocare un ruolo proattivo nell'educazione alla salute e all'igiene della comunità circostante. Organizzare sessioni informative, workshop e distribuire materiale educativo possono contribuire a sensibilizzare sulle buone pratiche igieniche e prevenire la diffusione di malattie.

Feedback e Valutazione: Raccogliere feedback da utenti e colleghi e sottoporsi a valutazioni regolari possono aiutare l'OSS a migliorare continuamente le proprie pratiche igieniche. La riflessione su eventuali incidenti o problemi è fondamentale per implementare misure correttive e prevenire la ricorrenza di situazioni simili.

Salute Mentale dell'OSS: La salute mentale degli OSS è un aspetto che non va trascurato. Lavorare in ambienti che richiedono elevati standard di pulizia può essere stressante, e gestire tale stress è essenziale per mantenere l'efficienza sul lavoro e garantire la propria salute e benessere.

Cultura Organizzativa: Infine, la cultura dell'organizzazione in cui l'OSS opera influisce sulle pratiche igieniche. Una cultura che valorizza la sicurezza, la salute e il benessere dei lavoratori e degli utenti favorirà la promozione di standard elevati e l'adozione di buone pratiche. Avere leadership supportiva e collaborativa può fare una grande differenza in questo contesto.

Utilizzo di Tecnologia: L'integrazione di tecnologie avanzate può significativamente ottimizzare le pratiche di igiene personale e ambientale. Strumenti come app per smartphone, dispositivi IoT e sistemi automatizzati di monitoraggio e pulizia possono aiutare gli OSS a mantenere e monitorare gli standard igienici, riducendo allo stesso tempo il carico di lavoro manuale e minimizzando gli errori.

Comunicazione Efficace: La capacità di comunicare efficacemente con il team, gli altri professionisti sanitari e i pazienti è cruciale. Una comunicazione chiara e tempestiva può contribuire a prevenire incomprensioni, migliorare la collaborazione e assicurare che le procedure di igiene siano seguite correttamente.

Personalizzazione dell'Approccio: Ogni individuo e ogni ambiente hanno esigenze specifiche; quindi, personalizzare l'approccio all'igiene è essenziale. Comprendere le particolarità di ciascun contesto, valutare le necessità uniche di ogni persona e adattare le pratiche di igiene di conseguenza possono portare a risultati migliori e a una maggiore soddisfazione.

Coinvolgimento dei Pazienti e dei Familiari: Involucrare attivamente i pazienti e le loro famiglie nelle pratiche igieniche può non solo migliorare l'aderenza alle procedure, ma anche aumentare la consapevolezza e la responsabilizzazione. Educare e motivare i pazienti e i familiari a mantenere elevati standard di igiene contribuisce alla prevenzione delle infezioni e alla promozione della salute.

Gestione dei Rifiuti: Una gestione efficace dei rifiuti è fondamentale per mantenere un ambiente pulito e sicuro. Classificare correttamente i rifiuti, utilizzare contenitori appropriati, seguire le linee guida per lo smaltimento sicuro e promuovere il riciclaggio sono tutte pratiche che contribuiscono a ridurre l'impatto ambientale e a prevenire la diffusione di agenti patogeni.

Adattabilità ai Cambiamenti: Il campo della sanità è in continua evoluzione, e gli OSS devono essere pronti ad adattarsi a nuovi scenari e sfide. Essere flessibili, apprendere rapidamente e mostrare apertura verso nuovi metodi e strumenti sono qualità importanti che aiutano a mantenere elevati standard igienici in un contesto in mutamento.

Sviluppo di Politiche Interna: La partecipazione allo sviluppo e all'aggiornamento delle politiche interne relative all'igiene può essere un modo per gli OSS di contribuire attivamente al miglioramento della qualità dei servizi. Un impegno proattivo in questo senso può portare all'identificazione di aree di miglioramento e all'implementazione di soluzioni innovative.

Ricerca e Innovazione: Infine, l'impegno nella ricerca e l'interesse per l'innovazione possono guidare il progresso nelle pratiche di igiene. Esplorare nuovi approcci, studiare le ultime ricerche nel campo e contribuire al dibattito scientifico sono modi per restare all'avanguardia e promuovere l'eccellenza nella igiene personale e ambientale.

Per concludere il punto sull'Igiene Personale e Ambientale, è fondamentale sottolineare l'importanza cruciale di quest'area nella pratica quotidiana degli Operatori Socio-Sanitari (OSS). Mantenere elevati standard di igiene è un pilastro della prevenzione delle infezioni e della promozione della salute sia degli individui assistiti che dell'intera comunità.
L'adozione di tecnologie avanzate e l'implementazione di sistemi di monitoraggio e pulizia automatizzati sono strategie chiave per ottimizzare le procedure igieniche. Questi strumenti possono notevolmente ridurre il carico di lavoro manuale e minimizzare il rischio di errori, permettendo agli OSS di focalizzarsi su aspetti più personalizzati dell'assistenza.
La personalizzazione dell'approccio igienico risulta indispensabile, dato che ogni individuo e contesto presenta esigenze specifiche. Valutare attentamente queste necessità e adattare le pratiche di igiene di conseguenza può portare a una maggiore efficacia delle azioni e a un miglior benessere per i pazienti.

La comunicazione rappresenta un altro elemento fondamentale. Una comunicazione chiara, tempestiva e trasparente tra OSS, pazienti e altri professionisti sanitari può migliorare significativamente la collaborazione, prevenire incomprensioni e garantire il rispetto delle normative e delle procedure igieniche.

Il coinvolgimento proattivo dei pazienti e delle loro famiglie nel processo igienico è essenziale. Fornire educazione, sensibilizzazione e responsabilizzazione a queste figure può incrementare l'aderenza alle pratiche igieniche e contribuire significativamente alla prevenzione delle infezioni.

Un'attenta gestione dei rifiuti, l'adattabilità ai cambiamenti nel campo sanitario, la partecipazione allo sviluppo di politiche interne e l'impegno nella ricerca e innovazione sono tutte aree che richiedono un'attenzione particolare. Il loro sviluppo continuo può favorire il mantenimento di standard igienici elevati e la promozione di un ambiente di lavoro e di cura sicuro e salubre.

In ultima analisi, gli OSS devono continuare a formarsi e aggiornarsi in questo campo, rimanendo sempre aperti a nuove conoscenze e metodi, e contribuendo proattivamente al miglioramento continuo delle pratiche igieniche. Questo approccio consente non solo di elevare la qualità dell'assistenza fornita ma anche di migliorare la salute e il benessere degli individui assistiti e dell'intera comunità.

17. Gestione delle Risorse • Gestione del tempo • Organizzazione del lavoro • Risparmio e uso efficiente delle risorse

La Gestione delle Risorse è un aspetto fondamentale nel lavoro degli Operatori Socio-Sanitari (OSS) e si articola in varie componenti, tra cui la gestione del tempo, l'organizzazione del lavoro e il risparmio e uso efficiente delle risorse.

1. **Gestione del Tempo:** La gestione efficace del tempo è cruciale per garantire che tutte le attività siano svolte in modo efficiente e tempestivo. Gli OSS devono sviluppare competenze per pianificare, priorizzare e allocare adeguatamente il tempo a diverse attività, evitando sovraccarichi di lavoro e stress. L'utilizzo di strumenti tecnologici, come applicazioni e software di pianificazione, può supportare gli OSS nell'ottimizzare la gestione del tempo.

2. **Organizzazione del Lavoro:** Un'altra componente essenziale è l'organizzazione del lavoro. Questo comprende la pianificazione delle

attività quotidiane, la delega di compiti, la gestione dei flussi di lavoro e la collaborazione con altri professionisti sanitari. L'organizzazione efficace del lavoro contribuisce a migliorare la produttività, ridurre gli errori e garantire un'assistenza di qualità ai pazienti.

3. **Risparmio e Uso Efficiente delle Risorse:** Gli OSS devono anche essere consapevoli dell'importanza del risparmio e dell'uso efficiente delle risorse. Ciò include l'utilizzo ottimale di materiali e attrezzature, la riduzione degli sprechi e l'implementazione di pratiche eco-sostenibili. La consapevolezza e la formazione in merito alle strategie di risparmio energetico e alla gestione dei rifiuti sono essenziali per promuovere un ambiente di lavoro sostenibile.

4. **Formazione e Aggiornamento Continuo:** La formazione continua e l'aggiornamento professionale sono essenziali per acquisire nuove competenze e conoscenze nel campo della gestione delle risorse. Gli OSS dovrebbero partecipare a corsi, seminari e workshop per rimanere aggiornati sulle ultime tecniche e strategie di gestione delle risorse.

5. **Valutazione delle Prestazioni:** La valutazione regolare delle prestazioni e l'autovalutazione sono strumenti utili per identificare aree di miglioramento nella gestione delle risorse. Gli OSS possono utilizzare feedback

e dati di valutazione per apportare modifiche e migliorare le loro prassi operative.

6. **Adattabilità e Problem Solving:** L'abilità di adattarsi a cambiamenti e imprevisti e la capacità di risolvere problemi in modo creativo sono competenze chiave nella gestione delle risorse. Gli OSS dovrebbero sviluppare tali competenze per affrontare le sfide quotidiane e garantire un'assistenza efficace e tempestiva.

7. **Comunicazione e Collaborazione:** La comunicazione efficace e la collaborazione con colleghi, pazienti e familiari sono fondamentali per coordinare le risorse e assicurare un'assistenza integrata. Gli OSS devono essere in grado di comunicare chiaramente le loro esigenze, ascoltare gli altri e lavorare in team per raggiungere obiettivi comuni.

In sintesi, la gestione delle risorse è una competenza chiave per gli OSS e richiede una combinazione di pianificazione, organizzazione, efficienza, formazione continua e buone capacità di comunicazione e problem solving. Attraverso l'adozione di best practice e l'impegno nello sviluppo professionale, gli OSS possono ottimizzare l'utilizzo delle risorse, migliorare la qualità dell'assistenza e contribuire a un sistema sanitario più sostenibile e efficiente.

Nell'ambito della gestione delle risorse, la gestione del tempo, l'organizzazione del lavoro e l'utilizzo efficiente delle risorse sono aspetti integrati e complementari che contribuiscono all'efficienza e all'efficacia del servizio offerto dagli Operatori Socio-Sanitari (OSS). Al fine di sviluppare ulteriormente questo tema, possiamo considerare diversi aspetti e metodologie che possono essere utilizzate per migliorare la gestione delle risorse.

1. **Metodologie Agile e Lean:** L'adozione di metodologie Agile e Lean può essere estremamente utile. Queste metodologie promuovono l'efficienza, la flessibilità e la riduzione degli sprechi, aiutando gli OSS a rispondere prontamente alle esigenze dei pazienti e a migliorare continuamente i processi di lavoro.

2. **Tecnologia e Digitalizzazione:** L'integrazione della tecnologia e la digitalizzazione dei processi possono portare a significativi miglioramenti. L'uso di software di gestione delle risorse umane, di applicazioni per la programmazione e di sistemi di monitoraggio può ridurre il carico amministrativo e migliorare la tracciabilità e la responsabilità.

3. **Gestione Proattiva delle Risorse Umane:** La gestione proattiva delle risorse umane implica lo sviluppo di piani di formazione e sviluppo, la

promozione del benessere dei lavoratori e l'implementazione di strategie per la gestione dei conflitti e la motivazione del personale.

4. **Sostenibilità Ambientale:** Inoltre, la sostenibilità ambientale è un concetto che si sta facendo sempre più strada anche nel settore sanitario e sociale. Gli OSS possono partecipare a iniziative volte a ridurre l'impatto ambientale delle strutture sanitarie, ad esempio attraverso l'uso consapevole dell'energia e la riduzione dei rifiuti.

5. **Gestione delle Scorte e Approvvigionamento:** La gestione ottimale delle scorte e l'approvvigionamento responsabile sono elementi chiave. La creazione di un sistema di inventario efficiente e la scelta di fornitori etici e sostenibili possono contribuire a ridurre i costi e a promuovere la responsabilità sociale.

6. **Coinvolgimento dei Pazienti e delle Famiglie:** Il coinvolgimento dei pazienti e delle loro famiglie nella pianificazione e nella valutazione dei servizi può portare a un maggiore soddisfacimento e a servizi più centrati sulle esigenze degli utenti.

7. **Valutazione e Monitoraggio dei Risultati:** Infine, la valutazione e il monitoraggio continuo dei risultati e delle prestazioni sono fondamentali per identificare aree di miglioramento e implementare strategie di ottimizzazione. Gli

OSS possono utilizzare indicatori di performance e feedback dei pazienti per valutare l'efficacia delle pratiche di gestione delle risorse e apportare le necessarie modifiche.

Gli OSS, attraverso l'applicazione e l'integrazione di queste metodologie e strategie, possono non solo migliorare la propria efficienza professionale, ma anche contribuire attivamente al miglioramento della qualità dei servizi offerti e alla sostenibilità del sistema socio-sanitario nel suo complesso. La continua evoluzione del settore richiede un impegno costante nella formazione e nell'aggiornamento, oltre che nella sperimentazione di nuove soluzioni e approcci per la gestione ottimale delle risorse.

L'esplorazione approfondita della gestione delle risorse nell'ambito dell'assistenza sanitaria e sociale può essere ulteriormente ampliata attraverso l'analisi di concetti e strategie avanzate.

1. **Analisi SWOT:** La conduzione di un'analisi SWOT (Strengths, Weaknesses, Opportunities, Threats) consente agli OSS di identificare i punti di forza, le debolezze, le opportunità e le minacce all'interno dell'organizzazione. Questo strumento di valutazione può guidare il personale nell'identificazione di aree di miglioramento e nello sviluppo di strategie di intervento mirate.

2. **Gestione del Cambiamento:** La capacità di gestire efficacemente il cambiamento è cruciale in un settore in continua evoluzione come quello sanitario e sociale. La formazione su tecniche di gestione del cambiamento può aiutare gli OSS ad adattarsi alle nuove tecnologie, ai cambiamenti organizzativi e alle modifiche nei protocolli di assistenza.

3. **Benchmarking:** Il benchmarking è una pratica che implica il confronto delle prestazioni e dei processi con quelli di altre organizzazioni di successo. Questa pratica può offrire spunti preziosi su come ottimizzare le risorse e migliorare la qualità dei servizi.

4. **Mindfulness e Resilienza:** Il promuovere la mindfulness e la resilienza tra gli OSS può avere un impatto positivo sulla gestione dello stress e sul benessere generale. Queste competenze possono aiutare il personale a navigare con efficacia le sfide quotidiane, mantenendo un alto livello di cura e compassione.

5. **Economia Circolare:** L'adozione di principi di economia circolare può contribuire a un uso più sostenibile delle risorse. Questo include la riduzione dei rifiuti, il riciclaggio e il riutilizzo di materiali, e la selezione di prodotti eco-compatibili.

6. **Comunicazione Efficace:** La formazione sulla comunicazione efficace è essenziale per

migliorare la collaborazione tra colleghi, con i pazienti e con le loro famiglie. La capacità di comunicare chiaramente e con empatia può migliorare la qualità dell'assistenza e la soddisfazione degli utenti.

7. **Sviluppo di Leadership:** Lo sviluppo di competenze di leadership può essere utile non solo per i responsabili, ma anche per gli OSS, che possono assumere ruoli guida in piccoli team o progetti. La leadership efficace contribuisce a un ambiente di lavoro positivo e alla realizzazione degli obiettivi organizzativi.

8. **Ricerca e Innovazione:** La promozione di una cultura della ricerca e dell'innovazione può portare a nuovi modi di pensare e a soluzioni creative per la gestione delle risorse. La partecipazione a progetti di ricerca e l'applicazione di innovazioni possono migliorare l'efficienza e l'efficacia dei servizi.

9. **Etica e Responsabilità Sociale:** L'attenzione all'etica e alla responsabilità sociale è fondamentale nella gestione delle risorse. Questo include il rispetto della dignità e dei diritti dei pazienti, la promozione della giustizia sociale, e l'attenzione alle esigenze delle comunità svantaggiate.

10. **Gestione della Conoscenza:** La gestione della conoscenza è cruciale per la conservazione e la condivisione delle competenze e delle

esperienze all'interno dell'organizzazione. Creare una base di conoscenza accessibile e organizzare sessioni di formazione regolari possono contribuire al miglioramento continuo delle competenze del personale.

Attraverso l'integrazione di queste strategie e l'adozione di un approccio olistico, gli OSS possono migliorare significativamente la gestione delle risorse, contribuendo alla sostenibilità e all'eccellenza del servizio sanitario e sociale. La continua riflessione e l'apprendimento sono essenziali per navigare con successo le sfide di questo settore dinamico e complesso.

La gestione delle risorse nel settore sanitario e sociale è un ambito multifacetico che abbraccia una varietà di sottocampi e pratiche. Approfondire ancora di più, possiamo esplorare ulteriori aspetti e strategie avanzate.

11. **Tecnologia e Digitalizzazione:** L'adozione di tecnologie avanzate e soluzioni digitali è fondamentale per ottimizzare la gestione delle risorse. Strumenti come la cartella clinica elettronica, telemedicina e applicazioni mobili possono migliorare l'efficienza, ridurre gli errori e migliorare l'esperienza dell'utente.

12. **Formazione Continua:** La formazione continua è essenziale per mantenere aggiornate le competenze del personale e per approfondire

la conoscenza in aree specifiche. Corsi, seminari e workshop possono arricchire la competenza professionale e contribuire alla crescita personale e collettiva.

13. **Gestione dei Conflitti:** La capacità di gestire i conflitti in modo costruttivo è vitale in un ambiente di lavoro collaborativo. Sviluppare competenze in mediazione e negoziazione può aiutare a risolvere le controversie e a mantenere un clima di lavoro positivo.

14. **Networking e Collaborazioni:** La creazione di reti e la collaborazione con altre organizzazioni e professionisti del settore può aprire nuove opportunità, facilitare lo scambio di conoscenze e migliorare la qualità dei servizi offerti.

15. **Valorizzazione delle Diversità:** Valorizzare la diversità all'interno dei team può portare a soluzioni innovative e a una maggiore comprensione delle esigenze di una popolazione eterogenea. La formazione sulla diversità e inclusione può contribuire a creare un ambiente di lavoro rispettoso e accogliente.

16. **Misurazione delle Prestazioni:** Implementare sistemi di misurazione delle prestazioni può aiutare a valutare l'efficacia delle pratiche correnti, a identificare aree di miglioramento e a stabilire obiettivi chiari e raggiungibili.

17. **Eco-sostenibilità:** Adottare pratiche eco-sostenibili non solo contribuisce alla salvaguardia dell'ambiente, ma può anche ridurre i costi operativi. Azioni come il risparmio energetico, la riduzione dei rifiuti e l'uso di materiali sostenibili sono sempre più rilevanti.

18. **Mind Mapping e Visual Thinking:** L'utilizzo di tecniche di mind mapping e visual thinking può facilitare la pianificazione, l'organizzazione delle idee e la risoluzione dei problemi, promuovendo un approccio creativo alla gestione delle risorse.

19. **Rispetto dei Diritti del Paziente:** Garantire il rispetto dei diritti del paziente è fondamentale nella gestione delle risorse. Ciò include il diritto alla privacy, all'autonomia decisionale e a ricevere cure di qualità.

20. **Gestione Proattiva delle Crisi:** Sviluppare un piano di gestione delle crisi e formare il personale su come reagire in situazioni di emergenza può ridurre i rischi e minimizzare l'impatto delle crisi sulla comunità e sul personale.

21. **Auto-riflessione e Crescita Personale:** Encouraging self-reflection and personal growth can lead to more engaged and fulfilled staff, which in turn can contribute to better patient care and more effective resource management.

Questi ulteriori aspetti e approcci forniscono una panoramica più completa della complessità e della ricchezza della gestione delle risorse nel campo dell'assistenza. Rimane sempre aperta la possibilità di esplorare nuovi orizzonti e approfondire ulteriormente questi concetti, data la natura dinamica e in continua evoluzione del settore sanitario e sociale.

22. **Etica e Responsabilità Sociale:** La promozione di valori etici e la responsabilità sociale sono imprescindibili. L'adozione di comportamenti etici e l'impegno verso la società e l'ambiente possono migliorare l'immagine dell'organizzazione e rafforzare i rapporti con la comunità.

23. **Agilità Organizzativa:** L'abilità di adattarsi rapidamente ai cambiamenti è cruciale in un ambiente in continua evoluzione. Le organizzazioni agili sono meglio posizionate per affrontare le sfide emergenti, sfruttare le nuove opportunità e rispondere efficacemente alle esigenze dei pazienti.

24. **Gestione del Talento:** Identificare, sviluppare e trattenere i talenti è fondamentale. La gestione del talento contribuisce al successo dell'organizzazione, promuove la diversità delle competenze e migliora la soddisfazione e la produttività del personale.

25. **Intelligenza Emotiva:** Sviluppare l'intelligenza emotiva può migliorare la relazione con i pazienti e il lavoro di squadra. La capacità di comprendere e gestire le proprie emozioni e quelle degli altri è un fattore chiave per il successo nella gestione delle risorse.

26. **Feedback e Comunicazione Efficace:** La pratica del dare e ricevere feedback e la promozione di una comunicazione aperta e trasparente contribuiscono a creare un ambiente di lavoro costruttivo e a migliorare la qualità del servizio.

27. **Innovazione e Ricerca:** L'incoraggiamento all'innovazione e alla ricerca può portare a nuove scoperte e miglioramenti nei servizi di assistenza. La ricerca continua e lo sviluppo di nuove metodologie e tecnologie sono fondamentali per restare all'avanguardia nel settore.

28. **Salute e Benessere del Personale:** La promozione della salute e del benessere del personale è essenziale. Programmi di wellness, spazi di relax e iniziative di supporto psicologico possono contribuire a ridurre lo stress e aumentare la soddisfazione lavorativa.

29. **Riconoscimento e Premi:** Il riconoscimento del merito e l'implementazione di sistemi di premi possono motivare il personale, migliorare la produttività e rafforzare

il senso di appartenenza e la lealtà all'organizzazione.

30. **Gestione del Rischio:** Identificare, valutare e mitigare i rischi è un componente chiave della gestione delle risorse. La gestione del rischio permette di prevenire incidenti, garantire la sicurezza dei pazienti e del personale, e proteggere l'integrità dell'organizzazione.

31. **Smart Working e Flessibilità:** L'adozione di modalità di lavoro flessibili e smart working può migliorare l'equilibrio tra vita lavorativa e vita privata, aumentare la produttività e ridurre i costi operativi.

32. **Leadership Trasformazionale:** Lo sviluppo di uno stile di leadership trasformazionale può motivare e ispirare il personale, promuovere il cambiamento positivo e creare un ambiente di lavoro stimolante e innovativo.

33. **Analisi dei Dati e Big Data:** L'utilizzo dell'analisi dei dati e delle tecniche di Big Data può offrire insight preziosi, ottimizzare i processi decisionali e migliorare l'efficienza operativa.

34. **Ottimizzazione dei Flussi di Lavoro:** La revisione e l'ottimizzazione dei flussi di lavoro possono ridurre i tempi di attesa, aumentare la soddisfazione dei pazienti e migliorare l'uso delle risorse disponibili.

L'ampiezza e la profondità di questi aspetti rivelano come la gestione delle risorse sia un campo in continua evoluzione e adattamento, che richiede un approccio olistico, multi-disciplinare e sempre attento alle nuove tendenze e opportunità emergenti.

In conclusione, la gestione delle risorse rappresenta una pietra miliare per il successo e l'efficienza di qualsiasi organizzazione sanitaria o di assistenza. La gestione attenta del tempo, l'organizzazione del lavoro e l'utilizzo efficiente delle risorse sono fondamentali per garantire servizi di alta qualità, ridurre sprechi e ottimizzare i risultati.

La gestione del tempo è essenziale per prioritizzare le attività, ridurre lo stress del personale e assicurare che le risorse siano impiegate nel modo più efficace possibile. Un uso efficace del tempo consente di rispondere prontamente alle esigenze dei pazienti, migliorare la soddisfazione e massimizzare l'impatto dei servizi offerti.

L'organizzazione del lavoro va di pari passo con la gestione del tempo. Una pianificazione e organizzazione efficaci possono ridurre i colli di bottiglia, migliorare i flussi di lavoro e garantire che ogni membro del team sia allineato agli obiettivi dell'organizzazione. La creazione di un ambiente di lavoro strutturato e ben organizzato può anche contribuire a migliorare la morale del personale e ridurre il turnover.

Infine, il risparmio e l'uso efficiente delle risorse sono imperativi in un contesto in cui le risorse sono spesso limitate. Ciò implica non solo la gestione ottimale delle risorse materiali e finanziarie, ma anche la valorizzazione del capitale umano. La formazione continua, lo sviluppo delle competenze e l'investimento nel benessere del personale sono tutti elementi chiave per la gestione efficace delle risorse umane.

La combinazione di questi elementi permette alle organizzazioni di assistenza di affrontare le sfide quotidiane, migliorare continuamente e adattarsi alle esigenze in evoluzione del settore. La gestione efficace delle risorse non è solo una questione di efficienza operativa, ma rappresenta anche un impegno etico verso pazienti, personale e la comunità nel suo insieme. Attraverso pratiche di gestione delle risorse mirate e sostenibili, le organizzazioni possono aspirare a fornire servizi di eccellenza, promuovendo al contempo il benessere collettivo e la sostenibilità a lungo termine.

18. Tecnologia e Strumenti di Lavoro • Uso dei dispositivi medici • Software di gestione pazienti • Tecnologie assistive

L'uso delle tecnologie e degli strumenti di lavoro è essenziale nel settore sanitario e assistenziale, contribuendo notevolmente all'efficienza e alla qualità delle cure offerte. Ogni aspetto, dall'uso dei dispositivi medici, passando per i software di gestione dei pazienti, fino alle tecnologie assistive, ha un ruolo chiave nel miglioramento delle prestazioni e nell'assistenza al paziente.
I dispositivi medici sono uno strumento fondamentale nella diagnosi, nel monitoraggio e nel trattamento dei pazienti. La loro conoscenza e il loro uso corretto sono essenziali per il personale sanitario, in quanto permettono di ottenere dati accurati sullo stato di salute del paziente e di intervenire in modo appropriato. L'evoluzione tecnologica ha permesso lo sviluppo di dispositivi sempre più avanzati e precisi, che contribuiscono significativamente all'identificazione e al trattamento delle diverse patologie.
Il software di gestione dei pazienti, d'altro canto, è fondamentale per l'organizzazione e la gestione delle informazioni sanitarie. Questi sistemi permettono di archiviare, consultare e aggiornare i dati dei pazienti in modo efficiente, garantendo

la disponibilità delle informazioni quando necessario. La digitalizzazione delle cartelle cliniche e l'utilizzo di piattaforme online facilitano la condivisione delle informazioni tra i diversi professionisti sanitari e migliorano la coordinazione delle cure. Inoltre, i software di gestione contribuiscono alla riduzione degli errori e all'ottimizzazione dei tempi di lavoro, favorendo una maggiore attenzione alle esigenze del paziente.

Infine, le tecnologie assistive rappresentano un importante supporto per le persone con disabilità o con limitazioni funzionali. Queste tecnologie includono dispositivi di mobilità, ausili per la comunicazione, software di accessibilità, e altri strumenti che permettono alle persone di mantenere o migliorare la loro autonomia e qualità di vita. La conoscenza e l'adeguamento a tali tecnologie da parte degli operatori sanitari sono essenziali per garantire un supporto adeguato e personalizzato, favorendo l'inclusione e la partecipazione attiva delle persone assistite.

In sintesi, l'integrazione e l'adattamento alle tecnologie e agli strumenti di lavoro sono essenziali per gli operatori del settore sanitario e assistenziale. Essi non solo migliorano la qualità e l'efficienza delle cure, ma rappresentano anche un mezzo per rispondere alle diverse esigenze e sfide del campo sanitario, contribuendo significativamente al benessere dei pazienti e alla crescita professionale degli operatori.

L'innovazione continua nel settore delle tecnologie e degli strumenti di lavoro è una forza trainante nella trasformazione dell'assistenza sanitaria. Il crescente sviluppo di dispositivi medici connessi, come wearable e monitoraggio remoto, sta ampliando le possibilità di raccolta dei dati sanitari e di intervento tempestivo in caso di bisogno. Questi dispositivi permettono un monitoraggio continuo delle condizioni del paziente e possono fornire allarmi in tempo reale ai professionisti sanitari, consentendo una risposta rapida in situazioni critiche. Parallelamente, l'intelligenza artificiale e la robotica stanno entrando nel settore sanitario, offrendo soluzioni innovative in diverse aree, come la diagnostica, la chirurgia assistita e la riabilitazione. L'utilizzo di algoritmi di apprendimento automatico può aiutare a identificare modelli e correlazioni nei dati sanitari, fornendo insight preziosi per la diagnosi e il trattamento. I robot assistivi, ad esempio, possono supportare le persone con disabilità nelle attività quotidiane, promuovendo l'indipendenza e migliorando la qualità della vita. Nel contempo, l'adozione di piattaforme digitali e applicazioni mobile per la gestione della salute sta crescendo. Queste soluzioni offrono ai pazienti la possibilità di accedere alle loro informazioni sanitarie, comunicare con i professionisti sanitari e gestire appuntamenti e trattamenti. L'introduzione della telemedicina, in particolare, sta rivoluzionando la modalità di erogazione delle cure, permettendo consultazioni a distanza e monitoraggio remoto, riducendo la necessità di visite fisiche e ampliando l'accesso all'assistenza sanitaria.

Allo stesso tempo, è essenziale che i professionisti sanitari siano formati e aggiornati sulle nuove tecnologie e sugli strumenti di lavoro. La formazione continua e la specializzazione in nuovi strumenti e tecnologie sono fondamentali per garantire che gli operatori sanitari siano in grado di utilizzare efficacemente le risorse disponibili e di adattarsi alle evoluzioni del settore. Inoltre, la consapevolezza etica e la protezione dei dati sono aspetti cruciali da considerare, data la sensibilità delle informazioni sanitarie gestite.

La sostenibilità ambientale è un altro aspetto importante da considerare nell'utilizzo delle tecnologie nel settore sanitario. L'implementazione di pratiche eco-sostenibili e l'uso responsabile delle risorse contribuiscono a ridurre l'impatto ambientale dell'assistenza sanitaria. L'incorporazione di materiali biodegradabili nei dispositivi medici e la promozione del riciclo sono esempi di come il settore può contribuire a un futuro sostenibile. In conclusione, pur senza chiudere il punto, è evidente che la tecnologia sta plasmando il futuro dell'assistenza sanitaria in modi significativi. Le opportunità offerte dall'innovazione tecnologica sono immense, ma è essenziale che siano accompagnate da una formazione adeguata, da una riflessione etica e da un impegno per la sostenibilità.

In questo mondo sempre più digitalizzato, l'adozione di tecnologie avanzate nella sanità continua a espandersi, offrendo soluzioni innovative per migliorare l'assistenza ai pazienti. La realtà virtuale, ad esempio, sta guadagnando terreno come strumento terapeutico in diversi campi, dalla riabilitazione alle terapie per la gestione dell'ansia e della depressione. Questa tecnologia offre un ambiente immersivo e personalizzabile, in cui i pazienti possono essere esposti a stimoli controllati e progressivamente più sfidanti, favorendo la desensibilizzazione e l'acquisizione di nuove competenze.
D'altra parte, i Big Data e l'analisi dei dati stanno diventando sempre più centrali nella sanità. La capacità di raccogliere e analizzare enormi quantità di dati provenienti da fonti diverse

consente di identificare tendenze, prevedere epidemie e personalizzare i trattamenti. L'analisi dei dati genetici, ambientali e comportamentali può contribuire a sviluppare terapie personalizzate e a identificare i fattori di rischio per determinate malattie, migliorando la prevenzione e la gestione delle patologie.
Inoltre, la stampa 3D sta rivoluzionando la produzione di protesi e impianti medici. Questa tecnologia permette di creare strutture personalizzate e adattate alle specifiche esigenze del paziente, migliorando l'efficacia e la compatibilità dei dispositivi medici. La possibilità di stampare tessuti e organi umani potrebbe, in futuro, risolvere problemi legati alla carenza di donatori e ai rigetti di trapianto.
Anche la teleassistenza è un settore in rapida evoluzione, fornendo supporto a distanza a persone con mobilità ridotta o residenti in aree remote. Tramite l'uso di sensori, telecamere e dispositivi di comunicazione, è possibile monitorare le condizioni dei pazienti, fornire consigli e intervenire prontamente in caso di emergenza, riducendo i tempi di risposta e migliorando la qualità dell'assistenza.
La crescita dell'eHealth, ovvero l'utilizzo delle tecnologie dell'informazione e della comunicazione (TIC) in ambito sanitario, sta facilitando l'accesso all'informazione sanitaria,

l'empowerment dei pazienti e la gestione integrata delle cure. Piattaforme digitali, applicazioni e dispositivi connessi stanno creando un ecosistema di salute digitale, in cui pazienti e professionisti sanitari possono interagire in modo più efficiente e informato. La sicurezza delle informazioni è un elemento cruciale in questo contesto tecnologico. La protezione dei dati sensibili dei pazienti, l'adozione di protocolli di sicurezza e la formazione del personale sanitario su queste tematiche sono essenziali per garantire la riservatezza e l'integrità delle informazioni. Infine, le tecnologie assistive per la comunicazione, come i sintetizzatori vocali e i dispositivi di controllo oculare, stanno migliorando significativamente la vita delle persone con disabilità comunicative, permettendo loro di esprimersi e interagire con il mondo circostante in modi prima impossibili. Nel contesto di una sanità sempre più tecnologica, la formazione e l'aggiornamento continuo dei professionisti del settore sono fondamentali per sfruttare al meglio le potenzialità offerte dalle nuove soluzioni e per affrontare le sfide etiche e operative che emergono in questo panorama in evoluzione.

Nel settore dell'assistenza sanitaria, la robotica sta acquisendo un ruolo sempre più rilevante. Robot chirurgici di alta precisione stanno rendendo possibile l'esecuzione di interventi minimamente invasivi, riducendo i tempi di recupero e migliorando gli esiti per i pazienti. Robot da riabilitazione assistono nella fisioterapia e nella terapia occupazionale, fornendo supporto personalizzato e stimolazione mirata per favorire il recupero di funzioni motorie e cognitive.

Inoltre, l'intelligenza artificiale (IA) sta trasformando la diagnosi e il trattamento di numerose patologie. Sistemi di apprendimento automatico analizzano grandi volumi di dati medici, identificando pattern e correlazioni che possono sfuggire all'occhio umano. Questo può contribuire a rilevare malattie in fase precoce, predire l'andamento di condizioni croniche e ottimizzare i piani terapeutici in base alle caratteristiche individuali dei pazienti.

Il progresso tecnologico ha anche portato allo sviluppo di dispositivi indossabili avanzati che monitorano in tempo reale vari parametri fisiologici, come la frequenza cardiaca, la pressione sanguigna, i livelli di glucosio, e molto altro. Questi dispositivi stanno diventando strumenti preziosi per la gestione del benessere quotidiano, la prevenzione di malattie e la monitorizzazione di patologie croniche, fornendo dati accurati e tempestivi sia ai pazienti che ai professionisti sanitari.

L'Internet delle Cose (IoT) in ambito sanitario connette una vasta gamma di dispositivi e sensori, creando reti di monitoraggio e intervento. Ciò può facilitare la gestione della salute a domicilio, riducendo la necessità di ospedalizzazione e permettendo una maggiore indipendenza, specialmente per i pazienti anziani o con mobilità ridotta. La raccolta e l'analisi dei dati provenienti da questi dispositivi possono anche guidare lo sviluppo di strategie di intervento precoce e prevenzione.

Parallelamente, è fondamentale considerare le sfide etiche e normative legate all'uso delle nuove tecnologie. Questioni come la privacy dei dati, il consenso informato, la responsabilità legale in caso di errori o malfunzionamenti, e l'accessibilità delle soluzioni tecnologiche richiedono attenzione e riflessione. La creazione di linee guida e normative chiare è essenziale per garantire che l'innovazione tecnologica sia sviluppata e implementata in modo etico ed equo.

Un altro aspetto rilevante è la formazione degli operatori sanitari nell'utilizzo di strumenti tecnologici avanzati. L'acquisizione di competenze digitali e la conoscenza delle potenzialità e dei limiti delle diverse tecnologie sono essenziali per sfruttare appieno i vantaggi offerti dall'innovazione e per garantire la sicurezza e l'efficacia dell'assistenza sanitaria. Infine, la promozione dell'alfabetizzazione digitale tra i pazienti è altrettanto cruciale. Educare le persone sull'uso consapevole delle tecnologie, sui diritti e sui doveri legati ai dati sanitari, e sulla valutazione critica delle informazioni online può contribuire a un utilizzo più responsabile e informato delle risorse digitali in ambito sanitario.

In conclusione, l'incorporazione della tecnologia e degli strumenti di lavoro all'avanguardia nel settore dell'assistenza sanitaria ha avuto un impatto significativo su diversi livelli, offrendo nuove possibilità in termini di diagnosi, trattamento, monitoraggio e gestione dei pazienti.
La robotica, ad esempio, sta rivoluzionando non solo gli interventi chirurgici, ma anche l'ambito della riabilitazione, offrendo soluzioni personalizzate e innovazioni volte a migliorare la qualità della vita dei pazienti. Le potenzialità dell'intelligenza artificiale sono vastissime, e comprendono la capacità di analizzare enormi quantità di dati, facilitando la diagnosi precoce e la personalizzazione dei trattamenti.

I dispositivi indossabili e l'Internet delle Cose (IoT) stanno trasformando il modo in cui i dati sanitari vengono raccolti e utilizzati, promuovendo un monitoraggio costante e permettendo un intervento tempestivo in diverse situazioni. Questi strumenti stanno aprendo la via a un modello di assistenza sanitaria più preventivo e proattivo, che mette il paziente al centro del processo di cura.

Tuttavia, l'introduzione di queste tecnologie avanzate porta con sé anche diverse sfide. Le questioni etiche e normative relative alla privacy dei dati, al consenso informato, e alla responsabilità sono elementi cruciali che richiedono uno scrutinio attento e una regolamentazione chiara. È fondamentale che tutti gli attori coinvolti, dai fornitori di assistenza sanitaria ai pazienti, siano informati e consapevoli dei rischi e dei benefici associati all'uso di queste tecnologie.

Inoltre, la formazione e l'educazione svolgono un ruolo chiave. Gli operatori sanitari devono essere adeguatamente formati per utilizzare efficacemente gli strumenti tecnologici, mentre i pazienti devono essere educati sull'uso responsabile e consapevole delle risorse digitali. L'alfabetizzazione digitale è un aspetto fondamentale per garantire che l'innovazione tecnologica porti benefici reali e sostanziali.

Infine, è essenziale considerare l'accessibilità e l'equità nell'implementazione delle tecnologie assistive. È necessario garantire che tutti i pazienti, indipendentemente dalle loro condizioni socioeconomiche, abbiano accesso alle innovazioni che possono migliorare la loro assistenza sanitaria e la loro qualità di vita. Con un approccio olistico, che considera sia le opportunità che le sfide, la tecnologia e gli strumenti di lavoro avanzati hanno il potenziale per rivoluzionare il settore dell'assistenza sanitaria, contribuendo a creare sistemi di cura più efficaci, efficienti e centrati sul paziente.

19. Comunicazione e Informazione • Tecniche di comunicazione efficace • Informazione e formazione continua • Relazione con i media

La comunicazione e l'informazione sono componenti fondamentali nel settore dell'assistenza sanitaria. Una comunicazione efficace è cruciale per instaurare rapporti di fiducia con i pazienti, per la formazione continua del personale sanitario e per la gestione delle relazioni con i media.

1. **Tecniche di Comunicazione Efficace**: Le tecniche di comunicazione efficace sono vitali per

garantire che le informazioni siano trasmesse e ricevute in modo chiaro e accurato. La comunicazione ascoltativa, l'empatia, la chiarezza nel linguaggio, l'adattamento del messaggio al pubblico, la verifica della comprensione, e il feedback sono tutte strategie chiave. Inoltre, la comunicazione non verbale, come il contatto visivo, il linguaggio del corpo e il tono della voce, gioca un ruolo significativo nel trasmettere empatia e comprensione. Queste tecniche sono essenziali sia nella comunicazione con i pazienti e le loro famiglie, sia all'interno del team di assistenza sanitaria, dove la collaborazione e la chiarezza sono indispensabili.

2. **Informazione e Formazione Continua**: La medicina è un campo in costante evoluzione, e l'aggiornamento delle conoscenze e delle competenze è fondamentale per tutti i professionisti sanitari. La formazione continua consente di acquisire nuove competenze, approfondire la conoscenza delle best practices, adattarsi alle nuove tecnologie e normative, e migliorare la qualità dell'assistenza fornita. I corsi di formazione, i seminari, i workshop, le conferenze, e le pubblicazioni scientifiche sono strumenti fondamentali per rimanere aggiornati e per promuovere uno standard elevato di assistenza sanitaria.

3. **Relazione con i Media**: I media sono un canale cruciale per la divulgazione di informazioni sulla salute e per la formazione dell'opinione pubblica. Gestire efficacemente la relazione con i media è essenziale per comunicare in modo accurato e trasparente, evitare la diffusione di informazioni errate o fuorvianti, e per rispondere in modo appropriato a situazioni di crisi o emergenza sanitaria. La strategia di comunicazione con i media dovrebbe essere pianificata e gestita attentamente, tenendo in considerazione l'impatto delle informazioni sulla percezione della salute pubblica e sulla reputazione delle istituzioni sanitarie.

In conclusione, l'importanza della comunicazione e dell'informazione nel settore sanitario è evidente, e la loro gestione attenta e ponderata è fondamentale per il benessere dei pazienti, per il miglioramento continuo della pratica clinica, e per la costruzione di un rapporto di fiducia con il pubblico e con i media.

Nel settore sanitario, la gestione della comunicazione e dell'informazione ha un impatto notevole non solo sul benessere dei pazienti, ma anche sul funzionamento dell'intero sistema sanitario. Una comunicazione efficace e l'accesso a informazioni accurate sono fondamentali per prendere decisioni informate e fornire assistenza di qualità.

La **comunicazione interpersonale** tra professionisti sanitari è fondamentale per coordinare gli interventi, ridurre gli errori e migliorare l'efficienza. La pratica della riflessione, la discussione di casi clinici e l'attività di supervisione possono migliorare la qualità della comunicazione all'interno dei team sanitari. La formazione sulla comunicazione interculturale è anche essenziale in un contesto di crescente diversità, per assicurare che tutti i pazienti ricevano assistenza rispettosa e culturalmente competente.

L'importanza della **letteratura sanitaria** è inestimabile. Pazienti informati sono in grado di gestire meglio la propria salute, aderire ai piani di trattamento e collaborare attivamente con i professionisti sanitari. La promozione dell'alfabetizzazione sanitaria dovrebbe essere una priorità, attraverso la produzione di materiale informativo accessibile, workshop, e programmi educativi.

L'adozione di **tecnologie digitali** ha trasformato il modo in cui le informazioni sono gestite nel settore sanitario. L'utilizzo di cartelle cliniche elettroniche, piattaforme di telemedicina e applicazioni sanitarie mobile facilita la condivisione di informazioni, migliora l'accesso ai servizi e personalizza l'assistenza. Tuttavia, è essenziale considerare le questioni etiche e di privacy legate all'uso dei dati sanitari e assicurare che le tecnologie siano utilizzate in modo responsabile e sicuro.

Inoltre, la **comunicazione di massa** attraverso i media tradizionali e i social media ha un ruolo chiave nella formazione dell'opinione pubblica su temi sanitari. La creazione di campagne informative, la gestione delle notizie e la responsabilità nel contrastare le fake news sono compiti cruciali per i comunicatori sanitari. La collaborazione con i giornalisti e gli influencer può amplificare il messaggio e raggiungere un pubblico più ampio.

Infine, la **formazione continua e l'apprendimento a lungo termine** sono essenziali per mantenere e aggiornare le competenze comunicative e informative. La partecipazione a corsi di aggiornamento, la lettura di pubblicazioni scientifiche e la partecipazione a reti professionali sono modi efficaci per rimanere al passo con le nuove scoperte e le migliori pratiche.

Il ruolo della comunicazione e dell'informazione nel settore sanitario è dunque multifacetico e richiede un approccio olistico e integrato, che tenga conto delle diverse esigenze dei pazienti, dei professionisti sanitari e della comunità nel suo insieme.

Nel contesto della comunicazione e dell'informazione in ambito sanitario, emerge con chiarezza la necessità di una constante adattabilità alle mutate esigenze della società e dell'individuo. La fluidità delle informazioni e l'adeguamento delle modalità comunicative diventano fulcri per un'assistenza sanitaria efficace e inclusiva.

La **gestione delle informazioni** è un aspetto fondamentale. La creazione di banche dati centralizzate e l'implementazione di sistemi informativi interoperabili sono essenziali per garantire la continuità delle cure e ridurre i rischi di errori medici. In questo senso, l'alfabetizzazione digitale dei professionisti sanitari e dei pazienti assume un'importanza strategica, al fine di sfruttare appieno le potenzialità delle nuove tecnologie.

Inoltre, l'**interazione con la comunità** riveste una notevole importanza. I professionisti sanitari devono essere in grado di comunicare in modo chiaro e accessibile, utilizzando un linguaggio adatto al livello di comprensione del destinatario. L'ascolto attivo, l'empatia e la capacità di rispondere alle domande e alle preoccupazioni dei pazienti sono competenze fondamentali per instaurare un rapporto di fiducia e favorire l'adesione ai trattamenti.

Parallelamente, la **gestione delle aspettative** è un elemento chiave della comunicazione sanitaria. Gli operatori sanitari devono essere preparati a gestire situazioni in cui le aspettative dei pazienti o dei loro familiari non possono essere soddisfatte, e devono essere in grado di fornire supporto emotivo, informazioni alternative e orientamento verso altre risorse disponibili.

Inoltre, la **comunicazione di crisi** è un'area specifica che richiede particolare attenzione. In situazioni di emergenza sanitaria o di eventi avversi, è cruciale comunicare in modo tempestivo, accurato e trasparente, per mantenere la fiducia del pubblico e gestire il panico e la disinformazione. L'elaborazione di piani di comunicazione di crisi e la formazione specifica dei comunicatori sono strategie efficaci per affrontare queste sfide.

Da un punto di vista formativo, l'incorporazione di moduli specifici su **comunicazione etica e responsabile** nei percorsi di studio e di formazione continua contribuisce a sviluppare una consapevolezza critica riguardo al ruolo dell'informazione e della comunicazione nel settore sanitario. La riflessione sui dilemmi etici, la conoscenza delle normative sulla privacy e la promozione dei diritti dei pazienti sono temi centrali in questo ambito.

Infine, il **coinvolgimento dei pazienti** nella progettazione e nella valutazione delle strategie comunicative e informative può fornire spunti preziosi per migliorare la qualità e la pertinenza delle informazioni. L'empowerment dei pazienti e la promozione della partecipazione attiva nelle decisioni relative alla propria salute sono obiettivi fondamentali della comunicazione e dell'informazione in sanità.

Attraverso queste considerazioni, si può osservare come la gestione della comunicazione e dell'informazione in ambito sanitario sia un campo dinamico e complesso, che richiede una costante riflessione e aggiornamento per rispondere in modo efficace e responsabile alle esigenze di una società in continua evoluzione.

In aggiunta alle considerazioni precedentemente espresse, è essenziale esaminare come l'evoluzione dei **media digitali** stia influenzando radicalmente la comunicazione e l'informazione nel settore sanitario. L'uso delle piattaforme di social media, ad esempio, ha amplificato la portata e la velocità della diffusione delle informazioni, creando al contempo nuove sfide legate alla qualità e all'affidabilità dei contenuti. I professionisti sanitari devono quindi essere adeguatamente preparati a navigare nel vasto mare delle informazioni online e a valutare criticamente la veridicità e la rilevanza delle fonti.

L'introduzione delle **tecnologie mobili** e delle applicazioni di salute ha anch'esso introdotto nuove modalità di interazione tra pazienti e operatori sanitari. Queste tecnologie offrono opportunità innovative per il monitoraggio della salute, l'educazione del paziente e la gestione delle patologie croniche, ma richiedono al contempo una riflessione etica e normativa per garantire la sicurezza dei dati e il rispetto della privacy.

Un altro aspetto significativo è l'importanza della **formazione continua**. In un campo in rapida evoluzione come quello sanitario, mantenere aggiornate le competenze comunicative e informative è imperativo. Corsi di aggiornamento, workshop e seminari sono strumenti essenziali per permettere ai professionisti di affinare le proprie abilità, confrontarsi con le best practice del settore e adattarsi alle nuove tendenze e tecnologie.

La **comunicazione interculturale** rappresenta inoltre un'area di crescente importanza, soprattutto in contesti caratterizzati da una notevole diversità demografica e culturale. La capacità di comprendere e rispettare le differenti prospettive, credenze e valori dei pazienti è fondamentale per fornire cure culturalmente competenti e per promuovere l'equità nell'accesso ai servizi sanitari.

Inoltre, la **partecipazione dei cittadini** nella governance sanitaria e nella definizione delle politiche di salute è un elemento chiave per rafforzare la legittimità e l'efficacia del sistema sanitario. Favorire il dialogo e la collaborazione tra pazienti, familiari, operatori sanitari e decisori politici contribuisce a costruire un sistema sanitario più resiliente, responsabile e centrato sulle esigenze della persona.

Infine, è opportuno considerare il ruolo dell'**innovazione tecnologica** nel plasmare il futuro della comunicazione e dell'informazione in sanità. L'emergere di soluzioni basate sull'intelligenza artificiale, la realtà virtuale e la blockchain offre nuove possibilità per migliorare l'efficienza, la personalizzazione e l'accessibilità dei servizi sanitari, ma solleva al contempo interrogativi etici e regolatori che richiedono un'attenta riflessione.

Questi aspetti, uniti alla necessità di un approccio olistico e multidisciplinare, sottolineano la complessità e la dinamicità del campo della comunicazione e dell'informazione in ambito sanitario, richiedendo una continua attenzione e un impegno costante da parte di tutti gli attori coinvolti.

In conclusione, l'ambito della comunicazione e dell'informazione nel settore sanitario è straordinariamente vasto e continua a evolversi a ritmo sostenuto, spinto sia dall'innovazione tecnologica che dalle mutevoli dinamiche sociali e culturali. È fondamentale riconoscere la pluralità di aspetti che lo caratterizzano, dalla diffusione dell'informazione alla formazione continua, dalla comunicazione interculturale all'interazione con i media e le nuove piattaforme digitali.

Un elemento cruciale è la formazione continua e l'aggiornamento costante dei professionisti sanitari, necessari per mantenere un alto livello di competenza nella gestione delle informazioni e nella comunicazione con i pazienti, i colleghi e il pubblico. Il ruolo delle istituzioni formative e dei programmi di aggiornamento è quindi imprescindibile per assicurare la qualità e l'efficacia della comunicazione in ambito sanitario.

La sfida dell'informazione veritiera e affidabile è resa ancora più pressante dalla crescente ubiquità dei social media e delle tecnologie mobili. La capacità di discernere tra informazioni accurate e disinformazione è una competenza essenziale per i professionisti sanitari, che devono anche saper utilizzare in modo etico e responsabile le piattaforme digitali per diffondere conoscenze e promuovere la salute pubblica.

La comunicazione interculturale rappresenta un ulteriore livello di complessità, richiedendo sensibilità, empatia e una profonda comprensione delle diversità culturali e sociali. Questo aspetto è particolarmente rilevante in un mondo sempre più globalizzato, dove l'integrazione e il rispetto reciproco sono fondamentali per il benessere delle comunità e l'equità nell'accesso alle cure.

L'innovazione tecnologica, con l'emergere di strumenti avanzati come l'intelligenza artificiale e la blockchain, apre nuove frontiere per la gestione delle informazioni sanitarie e la personalizzazione delle cure. Tuttavia, tali innovazioni portano con sé importanti questioni etiche e normative, che richiedono un'attenta valutazione e un dibattito aperto e inclusivo.

Infine, la partecipazione attiva dei cittadini nella governance sanitaria e la co-costruzione di politiche di salute rappresentano un'opportunità preziosa per rafforzare la resilienza e la sostenibilità del sistema sanitario. La creazione di spazi di dialogo e la promozione della collaborazione tra tutte le parti interessate sono essenziali per costruire un sistema centrato sulle persone e rispondente ai loro bisogni e diritti. Riassumendo, la complessità intrinseca della comunicazione e dell'informazione in sanità esige un impegno pluridimensionale e la convergenza di sforzi da parte di professionisti sanitari, istituzioni formative, enti regolatori, media e cittadini. Solo attraverso un approccio integrato e olistico sarà possibile navigare le sfide presenti e future di questo campo vitale, assicurando la trasparenza, l'etica e l'efficacia della comunicazione e dell'informazione nel settore sanitario.

20. Etica Professionale • Principi etici dell'OSS • Rispetto della dignità umana • Responsabilità sociale

Nell'ambito sanitario, l'etica professionale è un pilastro fondamentale che guida il comportamento e le decisioni dei professionisti, inclusi gli Operatori Socio-Sanitari (OSS). L'adempimento di standard etici elevati è imperativo per mantenere la fiducia dei pazienti e garantire la qualità e l'umanità delle cure.

1. **Principi Etici dell'OSS:** Gli OSS sono tenuti a seguire una serie di principi etici che riflettono i

valori fondamentali della professione. Tra questi principi, figurano la beneficenza, ovvero agire nel migliore interesse del paziente; la non-maleficenza, che implica l'obbligo di non nuocere; l'autonomia, che rispetta il diritto del paziente di prendere decisioni informate sulla propria salute; e la giustizia, che richiede l'equità nella distribuzione delle risorse sanitarie. La confidenzialità e la privacy sono altresì principi cardine, che proteggono i diritti del paziente e rafforzano la relazione di fiducia tra paziente e operatore.

2. **Rispetto della Dignità Umana:** Il rispetto della dignità umana è intrinsecamente legato all'approccio olistico alla cura, che considera il paziente nella sua interezza, valorizzando la sua unicità e diversità. Ogni individuo ha diritto a essere trattato con rispetto, empatia e comprensione, indipendentemente dalle sue condizioni di salute, origine etnica, credenze religiose o status socio-economico. Gli OSS devono promuovere un ambiente di cura che sia inclusivo, accogliente e privo di discriminazione, dove la dignità della persona è salvaguardata in ogni momento.

3. **Responsabilità Sociale:** La responsabilità sociale degli OSS si manifesta attraverso il loro impegno a migliorare la salute e il benessere delle comunità in cui operano. Ciò include la

promozione della salute pubblica, l'educazione sanitaria e la prevenzione delle malattie. Gli OSS hanno anche un ruolo chiave nel riconoscere e affrontare le disuguaglianze di salute, lavorando per ridurre le barriere all'accesso alle cure e garantire che tutti abbiano le stesse opportunità di raggiungere il massimo potenziale di salute. L'advocacy per i diritti dei pazienti e l'impegno per la giustizia sociale sono altresì componenti essenziali della responsabilità sociale degli OSS. In conclusione, l'etica professionale degli OSS è incarnata nella pratica quotidiana attraverso l'adesione a principi etici fondamentali, il rispetto incondizionato della dignità umana e l'assunzione di responsabilità sociali. Questi valori guidano gli OSS nell'erogazione di cure compassionate, equanime e di alta qualità, contribuendo a costruire un sistema sanitario che sia veramente centrato sulla persona e sulla comunità.

Oltre ai principi fondamentali già discussi, l'etica professionale degli Operatori Socio-Sanitari (OSS) si estende anche a molteplici sfere e situazioni quotidiane, rendendo il loro ruolo fondamentale nel contesto sanitario.

Integrità Professionale
Gli OSS sono chiamati a mantenere elevati livelli di integrità professionale. Questo comporta

essere onesti e trasparenti nelle interazioni con i pazienti, con i colleghi e con altre figure professionali, evitando comportamenti fraudolenti o ingannevoli. L'integrità si riflette anche nella costante ricerca di miglioramento e aggiornamento professionale, al fine di fornire sempre le migliori cure possibili.

Relazione con i Familiari

Inoltre, l'etica professionale si estende alle relazioni con i familiari dei pazienti. Gli OSS devono garantire che le famiglie siano adeguatamente informate e supportate, rispettando al contempo la privacy e la confidenzialità dei pazienti. Il coinvolgimento dei familiari nel processo di cura deve essere gestito con sensibilità ed empatia, bilanciando le esigenze e i desideri del paziente con quelli dei suoi cari.

Decisioni Etiche in Situazioni Complesse

Gli OSS possono trovarsi di fronte a situazioni eticamente complesse, in cui è necessario prendere decisioni difficili. In tali circostanze, è essenziale che siano in grado di riflettere criticamente sui valori in gioco, consultare linee guida etiche e, se necessario, chiedere il parere di comitati etici o di colleghi esperti. L'obiettivo è sempre quello di agire nel migliore interesse del paziente, rispettando la sua autonomia e dignità.

Riconoscimento dei Limiti

È altresì importante che gli OSS riconoscano i propri limiti professionali e non eseguano procedure o compiti per i quali non sono adeguatamente formati o autorizzati. Questo è fondamentale per garantire la sicurezza del paziente e mantenere la fiducia nella professione.

Contributo alla Comunità

L'impegno etico degli OSS non si limita all'ambiente sanitario; essi sono anche cittadini attivi che contribuiscono al benessere della comunità. Ciò può includere la promozione di stili di vita sani, il volontariato, la partecipazione a iniziative comunitarie e l'advocacy per i diritti sanitari.

Rispetto delle Normative

Il rispetto delle normative vigenti e delle linee guida professionali è un altro aspetto chiave dell'etica professionale degli OSS. Ciò garantisce che le cure fornite siano legalmente ed eticamente adeguate e contribuisce a mantenere elevati standard di qualità nel settore sanitario. Infine, il continuo dibattito etico e la riflessione sulla pratica professionale sono essenziali per navigare nelle sfide etiche emergenti e per assicurare che gli OSS siano sempre in grado di agire in modo etico e responsabile. La formazione continua e la partecipazione a discussioni etiche sono, quindi, componenti fondamentali del percorso professionale degli OSS.

La coscienza etica nell'ambito della professione OSS non è solamente una questione teorica, ma si manifesta concretamente in ogni azione e decisione quotidiana. L'OSS agisce spesso come intermediario tra il paziente e il resto del team medico, ed è quindi essenziale che mantenga un codice etico rigoroso, che va ben oltre il semplice rispetto della legge e delle linee guida.

Rapporti Interpersonali

Gli OSS sono in continuo rapporto con individui in stato di vulnerabilità, e il modo in cui gestiscono questi rapporti è fondamentale. L'ascolto attivo, l'empatia, la pazienza e il rispetto sono elementi chiave che consentono di creare un rapporto di fiducia tra l'OSS e il paziente, che è essenziale per un'efficace assistenza. Questo rapporto di fiducia è basato sulla sincerità, sull'onestà e sulla trasparenza, valori che ogni OSS deve coltivare e promuovere.

Rispetto dell'Autonomia del Paziente

L'OSS deve inoltre rispettare le scelte e le preferenze del paziente, garantendo la sua autonomia decisionale, anche quando queste scelte possono sembrare controproducenti. Questo richiede una profonda comprensione dei principi etici, una capacità di comunicazione efficace e un attento bilanciamento tra il bene del paziente e il rispetto della sua volontà.

Protezione della Privacy

La tutela della privacy e della confidenzialità delle informazioni del paziente è un altro aspetto etico fondamentale. Gli OSS devono garantire che tutte le informazioni siano gestite con la massima discrezione, e che siano condivise solo con chi ha il diritto e la necessità di conoscerle, nel rispetto delle normative vigenti sulla protezione dei dati.

Responsabilità Sociale e Ambientale

Gli OSS, operando nel settore sanitario, sono anche chiamati a svolgere un ruolo attivo nella promozione della salute pubblica e nel contribuire alla sostenibilità ambientale. Questo comporta l'adozione di pratiche ecologicamente responsabili, la riduzione degli sprechi e l'educare i pazienti e la comunità sui temi della salute e dell'ambiente.

Auto-riflessione e Crescita Professionale

L'auto-riflessione è un processo chiave che permette agli OSS di esaminare criticamente le proprie azioni, i propri pensieri e le proprie emozioni, al fine di migliorare la propria pratica professionale. La crescita professionale continua è indispensabile per rimanere aggiornati sulle ultime ricerche, tecniche e strumenti nel campo dell'assistenza sanitaria, e per sviluppare ulteriormente le proprie competenze etiche e relazionali.

Conflitti Etici e Risoluzione

Inoltre, gli OSS possono trovarsi di fronte a situazioni in cui si presentano conflitti etici, tra i desideri del paziente, le esigenze della famiglia, le indicazioni mediche e le proprie convinzioni personali. In questi casi, è fondamentale avere la capacità di analizzare la situazione da diversi punti di vista, di dialogare con tutte le parti coinvolte e di trovare soluzioni che rispettino la dignità e i diritti di tutti.

Questi sono solo alcuni degli aspetti che delineano l'importanza e la complessità dell'etica professionale per gli Operatori Socio-Sanitari, sottolineando come la formazione etica non sia un elemento accessorio, ma centrale nella loro formazione e pratica quotidiana.

Nella conclusione di questo ampio punto sull'etica professionale nell'ambito dell'Operatore Socio-Sanitario (OSS), è essenziale ribadire l'importanza fondamentale che riveste la dimensione etica in ogni aspetto del lavoro di un OSS. Questa professione, inserita in un contesto sanitario e sociale, interagisce quotidianamente con individui che sono spesso in uno stato di vulnerabilità, e questo richiede una consapevolezza etica e un rispetto profondo della dignità umana.

Principi etici fondamentali: Gli OSS si devono attenere a principi etici come la beneficenza, la non maleficenza, l'autonomia, la giustizia, la veracità e la confidenzialità. Questi principi non sono solo teorici, ma devono essere attivamente perseguiti e realizzati nella pratica quotidiana, guidando ogni interazione con i pazienti, i loro familiari e altri professionisti sanitari.

Rispetto della dignità umana: La dignità umana è un valore inalienabile e universale. Gli OSS hanno la responsabilità di rispettare e promuovere la dignità di ogni individuo, indipendentemente dalla sua età, sesso, razza, religione, condizione socio-economica o stato di salute. Ciò implica l'ascolto attivo, l'empatia e la considerazione delle esigenze, delle preferenze e dei diritti del paziente.

Responsabilità sociale: Oltre alla responsabilità verso il singolo paziente, gli OSS hanno anche una responsabilità sociale. Essi devono contribuire al benessere della comunità, promuovere la salute pubblica, adottare pratiche sostenibili e ecologicamente responsabili, e educare la popolazione su temi rilevanti come la prevenzione delle malattie, l'alimentazione equilibrata e i comportamenti salutari.

Formazione continua e riflessione: L'auto-riflessione e la formazione continua sono strumenti indispensabili per il mantenimento e lo sviluppo delle competenze etiche. Gli OSS devono essere proattivi nel cercare opportunità di apprendimento, nel partecipare a corsi di formazione e nel riflettere costantemente sulla propria pratica, per assicurare che le loro azioni siano sempre all'altezza degli standard etici richiesti.

Gestione dei conflitti etici: Quando emergono conflitti etici, è imperativo che l'OSS possieda le competenze per gestire tali situazioni in modo costruttivo e risolutivo. Questo può includere il dialogo con le parti coinvolte, la consultazione con i superiori o con un comitato etico, e la ricerca di soluzioni che siano nel miglior interesse del paziente, nel rispetto dei suoi diritti e della sua dignità.

In conclusione, l'etica professionale non è un componente isolato, ma è intrinsecamente intrecciata con ogni aspetto dell'essere e dell'agire di un Operatore Socio-Sanitario. Mantenere elevati standard etici, promuovere il rispetto della dignità umana, assumersi responsabilità sociali, perseguire la formazione continua e gestire efficacemente i conflitti etici sono tutte dimensioni essenziali che contribuiscono a definire la qualità e l'integrità della professione OSS.

21. Sviluppo Professionale • Formazione continua • Specializzazioni e corsi avanzati • Networking e associazionismo

Lo sviluppo professionale nell'ambito dell'Operatore Socio-Sanitario (OSS) è un percorso continuo e multifacetico, caratterizzato da diverse aree chiave.

1. **Formazione Continua:** La formazione continua è fondamentale per mantenere e migliorare le competenze dell'OSS. Questo tipo di formazione si focalizza sull'aggiornamento delle conoscenze teoriche e pratiche, per permettere all'operatore di rispondere efficacemente alle esigenze dei pazienti e ai cambiamenti nel settore sanitario e sociale. I corsi di formazione possono riguardare temi come nuove tecniche di assistenza, aggiornamenti legislativi, approcci centrati sul paziente, e l'utilizzo di nuove tecnologie.

2. **Specializzazioni e Corsi Avanzati:** Per approfondire ulteriormente le proprie competenze e diversificare il proprio campo di

azione, un OSS può scegliere di seguire corsi di specializzazione e formazione avanzata. Questi corsi possono riguardare aree specifiche come la geriatria, la pediatria, la salute mentale, l'oncologia, la riabilitazione, o l'assistenza a persone con disabilità. La specializzazione consente all'OSS di acquisire competenze approfondite in un determinato settore, aumentando le opportunità di carriera e la possibilità di fornire servizi più mirati e qualificati.

3. **Networking e Associazionismo:** La costruzione di una rete professionale è un elemento cruciale per lo sviluppo della carriera di un OSS. Partecipare a eventi del settore, conferenze, seminari e workshop offre la possibilità di entrare in contatto con altri professionisti, scambiare esperienze e conoscenze, e scoprire nuove opportunità di lavoro o collaborazione. Inoltre, l'adesione a associazioni professionali può fornire supporto, risorse, e una piattaforma per la condivisione di best practices, standard etici, e aggiornamenti sulle normative del settore.

In sintesi, lo sviluppo professionale dell'OSS è un processo continuo che richiede un impegno costante nella formazione, nella specializzazione, e nella costruzione di relazioni professionali. Questo percorso permette non solo di migliorare le proprie competenze e la qualità dell'assistenza fornita, ma anche di contribuire attivamente all'evoluzione del ruolo dell'OSS nel contesto socio-sanitario.

Lo sviluppo professionale per un Operatore Socio-Sanitario (OSS) non si limita soltanto all'acquisizione di nuove competenze e conoscenze, ma abbraccia anche l'aspetto relazionale e il coinvolgimento attivo nelle dinamiche del settore socio-sanitario. È importante che l'OSS sia proattivo nel ricercare e cogliere le opportunità che possono arricchire la sua pratica professionale e ampliare la sua visione del settore.

Una parte significativa dello sviluppo professionale riguarda la capacità di adattarsi ai cambiamenti e alle innovazioni. L'OSS deve mantenere un atteggiamento aperto e ricettivo nei confronti delle nuove metodologie di lavoro, dei progressi tecnologici e dei cambiamenti nei protocolli di assistenza. La familiarizzazione con strumenti digitali, applicazioni e piattaforme online può essere particolarmente utile per migliorare l'efficienza e l'efficacia nell'erogazione dei servizi.

L'importanza del lavoro di squadra e della collaborazione interdisciplinare è un altro aspetto fondamentale. L'OSS deve sviluppare buone relazioni con colleghi, medici, infermieri e altri professionisti del settore per garantire un'assistenza olistica e centrata sul paziente. La capacità di comunicare efficacemente e di lavorare in sinergia con altri può migliorare notevolmente la qualità dell'assistenza e la soddisfazione del paziente.

Inoltre, l'OSS può trarre beneficio dalla partecipazione a gruppi di studio, laboratori e progetti di ricerca. L'approfondimento di tematiche specifiche e l'indagine su problematiche emergenti nel campo socio-sanitario possono arricchire il bagaglio di conoscenze dell'operatore e contribuire allo sviluppo di nuovi approcci e soluzioni.

La riflessione critica sulla propria pratica professionale è un ulteriore elemento chiave dello sviluppo professionale. L'OSS deve essere in grado di valutare le proprie azioni, identificare i punti di forza e le aree di miglioramento, e definire strategie per ottimizzare la propria pratica. La ricezione e l'elaborazione di feedback da parte di colleghi, superiori e pazienti possono essere strumenti preziosi per la crescita professionale.

Infine, la consapevolezza etica e l'impegno nel mantenere elevati standard deontologici sono essenziali per l'integrità professionale dell'OSS. La riflessione su questioni etiche, il rispetto della dignità e dei diritti dei pazienti, e la responsabilità sociale sono principi che guidano l'operatore nel suo quotidiano operare. La formazione etica continua e la partecipazione a discussioni e dibattiti su temi etici possono aiutare l'OSS a navigare in situazioni complesse e a prendere decisioni informate e consapevoli.

Partecipare a convegni, seminari e workshop è un altro modo per gli OSS di mantenersi aggiornati sulle ultime novità del settore e di approfondire temi specifici. Questi eventi offrono l'opportunità di incontrare altri professionisti del settore, condividere esperienze e buone pratiche, e stabilire collaborazioni. Il networking è essenziale per ampliare la rete di contatti professionali e per accedere a nuove opportunità di carriera e sviluppo.

È inoltre fondamentale che gli OSS esplorino le possibilità di specializzazione in aree particolari, come la geriatria, la pediatria, la salute mentale, o la riabilitazione. Acquisire competenze specialistiche può non solo migliorare la qualità dell'assistenza fornita, ma anche aprire nuovi percorsi di carriera e aumentare la competitività sul mercato del lavoro. La frequenza di corsi avanzati e di formazione specialistica può fornire agli OSS gli strumenti necessari per affrontare sfide specifiche e per rispondere in modo più efficace alle esigenze dei pazienti.

Anche la lettura di pubblicazioni scientifiche, riviste di settore e libri specialistici può contribuire significativamente allo sviluppo professionale degli OSS. Mantenersi aggiornati sulla letteratura scientifica permette di acquisire nuove conoscenze, comprendere le ultime ricerche e scoperte, e riflettere su come applicare tali conoscenze nella pratica quotidiana. La capacità di integrare la teoria con la pratica è cruciale per fornire un'assistenza basata sulle evidenze e per migliorare continuamente la propria competenza professionale.

Un altro aspetto importante dello sviluppo professionale è l'apprendimento continuo attraverso la pratica riflessiva. Gli OSS dovrebbero prendere l'abitudine di riflettere sulle proprie esperienze, esaminare le proprie reazioni e comportamenti, e analizzare le dinamiche delle interazioni con pazienti e colleghi. Questo tipo di riflessione può favorire la crescita personale e professionale, migliorare la capacità di problem solving e aiutare a sviluppare un approccio più empatico e centrato sul paziente.

La partecipazione attiva in associazioni professionali e organizzazioni di categoria può inoltre offrire sostegno, formazione e opportunità di sviluppo. Essere membri di tali organizzazioni permette di avere accesso a risorse, formazione continua, consigli e supporto da parte di colleghi e esperti del settore. Inoltre, può offrire l'opportunità di partecipare a iniziative di advocacy e di contribuire allo sviluppo delle politiche sanitarie e sociali.

Infine, la promozione del benessere personale e l'attenzione alla propria salute fisica e mentale sono essenziali per mantenere l'efficacia professionale e la resilienza. Gli OSS dovrebbero cercare di bilanciare il lavoro con il tempo libero, praticare attività rilassanti e rigeneranti, e cercare supporto quando necessario. La cura di sé è un elemento fondamentale dello sviluppo professionale, in quanto permette agli operatori di mantenere un alto livello di energie, motivazione e benessere nel lungo termine.

In conclusione, lo sviluppo professionale dell'Operatore Socio-Sanitario (OSS) è un processo multidimensionale e continuativo, essenziale per mantenere elevati standard di assistenza e per rispondere alle esigenze in continua evoluzione del settore sanitario e sociale. Esso comprende una molteplicità di aspetti, tra cui la formazione continua, l'acquisizione di specializzazioni, il networking e la partecipazione in associazioni di categoria, che insieme contribuiscono all'arricchimento delle competenze e delle conoscenze.

La partecipazione a corsi avanzati e seminari, così come l'approfondimento in aree specialistiche, consente agli OSS di affinare le proprie abilità, di mantenere la propria pratica aggiornata e di esplorare nuove opportunità di carriera. L'attenzione alla letteratura scientifica e la pratica riflessiva sono altresì fondamentali per integrare teoria e pratica, per sviluppare un pensiero critico e per promuovere un'assistenza basata su evidenze.

Il networking e l'adesione a organizzazioni professionali apportano ulteriori benefici, offrendo accesso a risorse preziose, possibilità di scambio e di supporto reciproco, nonché l'opportunità di incidere sulle politiche e sulle normative del settore. Questi elementi, insieme alla promozione del benessere personale e all'attenzione alla salute fisica e mentale dell'operatore, contribuiscono a costruire una carriera resiliente e soddisfacente.

Infine, l'etica del lavoro, la responsabilità sociale e il continuo aggiornamento sono pilastri fondamentali che ogni OSS deve continuamente coltivare, poiché rappresentano la base su cui costruire un percorso professionale solido e gratificante. Adottando un approccio proattivo verso lo sviluppo professionale, l'OSS può garantire un servizio di qualità ai pazienti, adattarsi ai cambiamenti nel campo socio-sanitario e contribuire in modo significativo al benessere della comunità.

22. Gestione delle Emergenze • Protocolli di emergenza • Gestione dello stress in situazioni critiche • Collaborazione con altri soccorritori

La gestione delle emergenze è un aspetto cruciale nel campo socio-sanitario e richiede conoscenze, competenze e prontezza nell'affrontare situazioni che possono essere imprevedibili e stressanti. Gli Operatori Socio-Sanitari (OSS) devono essere addestrati in modo approfondito su come intervenire efficacemente in tali contesti, contribuendo al benessere e alla sicurezza dei pazienti e di tutti gli interventisti coinvolti.
I protocolli di emergenza sono piani strutturati e dettagliati che delineano le procedure da seguire in caso di situazioni di emergenza. Essi forniscono linee guida chiare su come identificare e rispondere a diverse tipologie di emergenze, quali ad esempio incendi, inondazioni, emergenze mediche acute, incidenti e situazioni di violenza. La conoscenza e

l'applicazione corretta di questi protocolli sono essenziali per minimizzare i rischi e garantire una risposta tempestiva ed efficace.

La gestione dello stress in situazioni critiche è un altro aspetto fondamentale. Gli OSS devono essere in grado di mantenere la calma, prendere decisioni informate e agire rapidamente, anche in condizioni di pressione elevata. È importante che gli operatori siano formati su tecniche di gestione dello stress e di resilienza, per poter affrontare l'impatto emotivo e psicologico che situazioni di emergenza possono avere su di loro e sui pazienti.

La collaborazione con altri soccorritori, come medici, infermieri, personale di primo soccorso e forze dell'ordine, è vitale per un'efficace gestione delle emergenze. La comunicazione chiara e tempestiva, il lavoro di squadra e la comprensione reciproca dei ruoli e delle responsabilità sono elementi chiave per coordinare gli interventi e ottimizzare le risorse disponibili. La formazione interprofessionale può contribuire a rafforzare la collaborazione e a migliorare l'efficacia delle risposte in situazioni critiche.

Inoltre, la formazione continua e gli esercitazioni pratiche sono strumenti indispensabili per mantenere e migliorare le competenze nell'ambito della gestione delle emergenze. Gli

OSS devono essere sempre aggiornati sui nuovi protocolli, strumenti e best practice, per essere preparati a fronteggiare efficacemente le sfide che le emergenze comportano.

La capacità di riflettere e apprendere da ogni esperienza, anche le più difficili, è inoltre fondamentale. La revisione e la valutazione delle risposte alle emergenze, attraverso debriefing e analisi delle situazioni, permettono di individuare aree di miglioramento e di rafforzare la preparazione per future situazioni critiche.

In conclusione, la gestione delle emergenze è un compito complesso e multidimensionale che richiede competenze, preparazione, resilienza e capacità di collaborazione. Attraverso l'addestramento, la formazione continua, la pratica riflessiva e il lavoro di squadra, gli OSS possono contribuire significativamente a salvaguardare la sicurezza e il benessere di pazienti e colleghi in situazioni di emergenza.

Certamente, continuerò a fornire ulteriori dettagli su questo argomento, esplorando diversi aspetti della gestione delle emergenze nel contesto dell'Operatore Socio-Sanitario.

La formazione pratica rappresenta un elemento cardine, in quanto permette agli OSS di sviluppare abilità cruciale come la prontezza di riflessi e la velocità di reazione. In situazioni d'emergenza, infatti, ogni secondo può fare la differenza, rendendo essenziale l'abilità di agire rapidamente e con precisione. Gli esercizi simulati e le drill sessions sono strumenti di apprendimento inestimabili, che mettono gli operatori di fronte a scenari di emergenza realistici, perfezionando le loro competenze in un ambiente controllato.

Un altro aspetto fondamentale è la conoscenza delle normative vigenti e delle linee guida regionali e nazionali relative alle emergenze sanitarie. La consapevolezza delle leggi e dei regolamenti aiuta gli OSS a operare nel rispetto delle disposizioni in materia, garantendo interventi conformi agli standard di qualità e sicurezza.

È inoltre cruciale la comprensione dell'importanza della documentazione accurata e tempestiva. La registrazione dettagliata degli eventi, delle azioni intraprese e dei risultati ottenuti è essenziale per garantire la tracciabilità degli interventi, permettendo eventuali analisi retrospettive, valutazioni e aggiustamenti delle pratiche.

La psicologia dell'emergenza gioca anche un ruolo significativo. Comprendere le reazioni psicologiche di pazienti, familiari e colleghi in situazioni di crisi permette agli OSS di offrire supporto empatico e di gestire meglio le dinamiche relazionali. La formazione in tecniche di supporto psicologico può arricchire il bagaglio di competenze dell'operatore, favorendo la creazione di un ambiente tranquillo e rassicurante anche nelle circostanze più critiche. L'innovazione tecnologica, poi, apporta continuamente nuovi strumenti e metodologie per la gestione delle emergenze. L'acquisizione di competenze nell'utilizzo di dispositivi tecnologici avanzati, come la telemedicina e le applicazioni di realtà virtuale, può incrementare l'efficacia degli interventi, permettendo una migliore coordinazione con gli altri soccorritori e una più rapida condivisione delle informazioni.

Infine, è essenziale che gli OSS siano consapevoli dell'importanza del proprio benessere psicofisico. L'autocura e la gestione del burnout sono tematiche centrali, poiché un operatore in buone condizioni di salute è più resiliente, reattivo e capace di prendersi cura degli altri. La partecipazione a workshop e seminari sul benessere degli operatori sanitari può fornire strumenti utili per gestire lo stress e prevenire l'esaurimento professionale.

Questi aspetti, unitamente a quelli precedentemente discussi, contribuiscono a formare un quadro complesso e sfaccettato della gestione delle emergenze nel contesto dell'Operatore Socio-Sanitario. Mantenere un approccio proattivo all'apprendimento e alla formazione continua è quindi imperativo per assicurare la prontezza e l'efficacia nell'affrontare le diverse sfide che questo ambito comporta.

 Approfondendo ulteriormente la tematica della gestione delle emergenze, è importante sottolineare come la collaborazione interdisciplinare sia fondamentale. Gli Operatori Socio-Sanitari spesso lavorano a stretto contatto con medici, infermieri, paramedici e altri professionisti del settore, quindi è essenziale che vi sia una comunicazione chiara, tempestiva ed efficace tra tutti gli interventisti. Le riunioni di coordinamento e i briefings regolari possono aiutare a rafforzare i legami tra i diversi membri del team, favorendo uno scambio di informazioni fluido e costruttivo.

La formazione specifica in materia di primo soccorso, rianimazione cardiopolmonare (RCP) e uso del defibrillatore esterno semiautomatico (DEA) è un altro aspetto cruciale nella preparazione dell'OSS. L'abilità di intervenire prontamente in situazioni di arresto cardiaco o altre emergenze mediche può fare la differenza tra la vita e la morte, pertanto è indispensabile che gli operatori mantengano aggiornate e affinate queste competenze pratiche.

Inoltre, la conoscenza delle varie tipologie di emergenze – che possono spaziare da incidenti stradali a calamità naturali, da situazioni di violenza a episodi di autolesionismo – è essenziale per permettere agli OSS di identificare rapidamente la natura della crisi e di attivare i protocolli di intervento più adeguati. Questa competenza consente di ottimizzare i tempi di risposta e di allocare in modo efficiente le risorse disponibili.

La familiarità con le tecnologie di comunicazione d'emergenza, come la radio e il GPS, è altresì fondamentale. In scenari critici, la capacità di comunicare efficacemente con la centrale operativa e con gli altri soccorritori può facilitare la gestione della situazione, consentendo l'invio di rinforzi, il coordinamento dei trasporti e la condivisione di informazioni vitali in tempo reale.

Un'altra dimensione rilevante è l'educazione della comunità. Gli OSS possono svolgere un ruolo chiave nell'informare e formare il pubblico sulle azioni da intraprendere in caso di emergenza, sui numeri da chiamare e su come comportarsi in attesa dell'arrivo dei soccorsi. La promozione di corsi di primo soccorso e di sessioni informative può contribuire a rafforzare la resilienza della comunità e a migliorare l'esito degli interventi.

Infine, il rispetto della privacy e la tutela dei dati sensibili sono principi etici imprescindibili nella gestione delle emergenze. Gli OSS devono assicurarsi che tutte le informazioni raccolte e condivise siano trattate nel rispetto della normativa sulla protezione dei dati, garantendo la riservatezza e la dignità dei pazienti coinvolti. La gestione delle emergenze, in sintesi, richiede un insieme articolato di competenze, conoscenze e abilità, tutte fondamentali per garantire interventi tempestivi, efficaci e rispettosi della persona. La formazione continua e l'aggiornamento professionale sono, dunque, strumenti indispensabili per gli OSS che operano in questo delicato e vitale settore.

La gestione dello stress è un altro aspetto fondamentale nella gestione delle emergenze per un OSS. Lavorare in situazioni di crisi può essere estremamente stressante e traumatico, ed è quindi cruciale che gli OSS siano adeguatamente formati e supportati per gestire lo stress e prevenire il burnout. Strategie quali il counseling, la supervisione e il supporto tra pari possono essere molto utili in questo contesto, permettendo agli operatori di condividere le loro esperienze, elaborare i traumi e sviluppare strategie di coping efficaci.

L'importanza dell'autoprotezione non può essere sottovalutata. Gli OSS devono essere consapevoli dei rischi a cui sono esposti durante gli interventi di emergenza e devono essere formati ad adottare misure di sicurezza per proteggere se stessi e i loro colleghi. L'utilizzo appropriato dei dispositivi di protezione individuale (DPI), la conoscenza delle procedure di decontaminazione e la capacità di riconoscere ed evitare situazioni pericolose sono tutte competenze essenziali.

La valutazione situazionale e la presa di decisioni rapide sono anch'esse competenze chiave per gli OSS in situazioni di emergenza. Ogni situazione è unica e può presentare sfide e rischi diversi, quindi gli operatori devono essere in grado di valutare rapidamente la scena, identificare le priorità e prendere decisioni informate su come procedere. La capacità di lavorare efficacemente sotto pressione, mantenere la calma e la lucidità di mente sono qualità indispensabili in questi contesti.

La documentazione accurata degli interventi è un altro elemento cruciale. Gli OSS devono assicurarsi di registrare accuratamente tutte le azioni intraprese e le informazioni raccolte durante un intervento di emergenza. Questo non solo per garantire la continuità delle cure, ma anche per fornire un resoconto chiaro e dettagliato degli eventi, che può essere utile per eventuali indagini, analisi e miglioramenti futuri. La flessibilità e l'adattabilità sono inoltre essenziali. Le emergenze possono essere imprevedibili e dinamiche, e gli operatori devono essere pronti a modificare i piani, adattarsi a nuove informazioni e rispondere a sfide inaspettate. La capacità di pensare in modo creativo e di risolvere i problemi sul campo è una qualità preziosa.

Infine, l'empatia e il supporto emotivo sono fondamentali nella gestione delle emergenze. Gli OSS sono spesso i primi a interagire con individui che possono essere spaventati, angosciati e in difficoltà, e devono quindi essere in grado di fornire rassicurazione, supporto e conforto, mantenendo sempre un atteggiamento professionale e rispettoso.

In conclusione, pur non terminando il punto in maniera definitiva, è evidente che la gestione delle emergenze è un campo complesso e sfidante, che richiede una preparazione approfondita, una vasta gamma di competenze e un impegno costante verso l'apprendimento e l'eccellenza professionale.

Concludendo, la gestione delle emergenze è un aspetto vitale nel campo dell'assistenza sanitaria che richiede un'ampia varietà di competenze e abilità. Gli OSS, che spesso si trovano in prima linea in situazioni di crisi, devono essere ben addestrati e preparati per affrontare una miriade di sfide. Una formazione approfondita nei protocolli di emergenza è quindi indispensabile per garantire interventi rapidi, efficaci e sicuri. Questi protocolli coprono un'ampia gamma di scenari, da incidenti stradali a calamità naturali, e forniscono linee guida dettagliate su come valutare e gestire diverse situazioni di emergenza.

La gestione dello stress e della pressione è altrettanto cruciale, poiché gli OSS devono mantenere la lucidità e il controllo in circostanze estremamente difficili. Devono essere dotati di strumenti e strategie per gestire lo stress, prevenire il burnout e garantire il proprio benessere psicofisico. L'importanza del sostegno psicologico, delle tecniche di rilassamento e della consapevolezza della propria salute mentale non può essere sottolineata a sufficienza.

Inoltre, la capacità di collaborare efficacemente con altri soccorritori e professionisti sanitari è fondamentale. Gli OSS devono lavorare in sinergia con paramedici, infermieri, medici e altri soccorritori per garantire un'assistenza ottimale al paziente. La comunicazione chiara, il lavoro di squadra e la comprensione reciproca dei ruoli e delle responsabilità sono elementi chiave in questo contesto.

L'autoprotezione e la sicurezza sono altrettanto vitali. Gli OSS devono conoscere e applicare rigorosamente le misure di sicurezza e i protocolli di protezione personale per evitare infortuni e contagi. La formazione su dispositivi di protezione individuale, procedure di decontaminazione e tecniche di sicurezza sul lavoro è fondamentale.

Infine, l'approccio umano e l'empatia sono essenziali nella gestione delle emergenze. Gli OSS sono spesso a contatto con persone in stato di vulnerabilità e angoscia, ed è imperativo fornire supporto emotivo, rassicurazione e rispetto della dignità umana. Il rapporto umano e la capacità di stabilire un contatto empatico possono fare una significativa differenza nel benessere del paziente.

In sintesi, la gestione delle emergenze è un campo multidimensionale che richiede competenze tecniche, umane e organizzative. Gli OSS, attraverso una formazione continua e un impegno costante, possono sviluppare e perfezionare queste competenze per fornire un servizio di alta qualità in situazioni di crisi, contribuendo significativamente alla sicurezza e al benessere della comunità.

23. Mobilità e Trasferimento Pazienti • Tecniche di sollevamento e trasferimento • Uso di ausili e dispositivi di supporto • Prevenzione delle cadute

Nel campo della sanità, la mobilità e il trasferimento dei pazienti sono aspetti cruciali che gli Operatori Socio-Sanitari (OSS) devono padroneggiare. Le tecniche di sollevamento e trasferimento sono fondamentali per garantire la sicurezza sia del paziente sia dell'operatore. Esistono vari metodi di sollevamento e trasferimento, ciascuno adatto a specifiche condizioni e necessità del paziente. È essenziale che l'OSS conosca le diverse tecniche, come il sollevamento manuale, l'uso di sollevatori meccanici e il trasferimento laterale, e sappia applicarle correttamente in base alla situazione. L'impiego di ausili e dispositivi di supporto è un altro elemento chiave per la mobilità del paziente. Gli ausili come le stampelle, i deambulatori, le sedie a rotelle e i letti ortopedici possono facilitare il movimento e il trasferimento dei pazienti, oltre a contribuire al loro comfort e benessere. È importante che l'OSS sia formato sull'uso corretto di questi dispositivi e che sia in grado di istruire i pazienti e i loro familiari sull'utilizzo sicuro e efficace degli stessi. Inoltre, la prevenzione delle cadute è un aspetto critico della mobilità del paziente. Le cadute possono causare infortuni gravi, soprattutto nelle persone anziane o in quelle con condizioni mediche preesistenti. Gli OSS devono essere proattivi nell'identificare i fattori di rischio di caduta, come gli ostacoli ambientali, l'uso di farmaci e le condizioni di salute del paziente. L'adozione di misure preventive, come l'eliminazione degli ostacoli, l'uso di calzature antiscivolo e la corretta illuminazione, può ridurre significativamente il rischio di cadute. Un altro aspetto importante della mobilità e del trasferimento dei pazienti è la valutazione delle loro capacità e limitazioni. L'OSS deve essere in grado di valutare il livello di mobilità del paziente, di comprendere le sue esigenze specifiche e di adattare le tecniche di sollevamento e trasferimento di conseguenza. La collaborazione con altri professionisti sanitari, come fisioterapisti e infermieri, può contribuire a sviluppare piani di mobilità personalizzati che tengano conto delle esigenze individuali del paziente.

In conclusione, la mobilità e il trasferimento dei pazienti sono compiti che richiedono competenze specifiche, conoscenza dei dispositivi di supporto e un attento approccio alla prevenzione delle cadute. Gli OSS, attraverso la formazione continua e l'esperienza pratica, possono acquisire le competenze necessarie per gestire la mobilità dei pazienti in modo sicuro ed efficace, contribuendo così al loro benessere e alla qualità dell'assistenza sanitaria.

La mobilità e il trasferimento dei pazienti non solo implicano l'uso fisico della forza e l'impiego di tecniche adeguate, ma anche una profonda comprensione delle esigenze psicologiche dei pazienti. Per esempio, alcuni pazienti potrebbero provare ansia o paura durante il trasferimento, specialmente se hanno subito traumi o infortuni. È fondamentale che l'Operatore Socio-Sanitario (OSS) sia in grado di riconoscere questi sentimenti e di offrire supporto emotivo, oltre che fisico, al fine di minimizzare lo stress del paziente.

Nell'ambito della mobilità, la formazione sull'ergonomia è essenziale. Gli OSS devono conoscere le posturali corrette da mantenere durante il sollevamento e il trasferimento dei pazienti per evitare infortuni a se stessi. Questo include l'apprendimento di come bilanciare il proprio peso, piegare le ginocchia, mantenere la schiena dritta e usare la forza delle gambe piuttosto che quella della schiena. La formazione ergonomica consente agli OSS di lavorare in modo più sicuro ed efficiente.

Inoltre, è importante che gli OSS siano a conoscenza delle legislazioni e delle linee guida in vigore riguardanti la mobilità e il trasferimento dei pazienti. Questo può includere le normative sulla sicurezza sul lavoro, i diritti dei pazienti e le politiche specifiche dell'ente per cui lavorano. Mantenere la conformità con queste normative non solo garantisce la sicurezza di pazienti e operatori, ma contribuisce anche al rispetto degli standard etici e professionali.

La tecnologia è un altro fattore che sta rivoluzionando la mobilità e il trasferimento dei pazienti. Gli sviluppi tecnologici, come i dispositivi di sollevamento avanzati e i software di monitoraggio della mobilità, stanno rendendo questi processi più sicuri ed efficienti. Gli OSS devono quindi restare aggiornati sulle ultime innovazioni tecnologiche nel campo e essere pronti ad adottare nuovi strumenti e metodologie.

Anche la comunicazione tra gli OSS e gli altri membri del team sanitario è vitale per la gestione efficace della mobilità dei pazienti. La condivisione di informazioni sulle condizioni del paziente, le sue esigenze specifiche e le eventuali difficoltà incontrate può contribuire a una migliore pianificazione e coordinamento delle attività di sollevamento e trasferimento. La collaborazione e la comunicazione efficace sono, quindi, elementi chiave per fornire assistenza centrata sul paziente e per migliorare l'esperienza complessiva del paziente all'interno dell'ambiente sanitario.

In aggiunta, la personalizzazione dell'approccio è cruciale. Ogni paziente è un individuo unico, con bisogni, preferenze e limitazioni diverse. Gli OSS devono essere flessibili e adattabili, pronti a modificare le tecniche di sollevamento e trasferimento in base alle esigenze specifiche di ogni persona. La comprensione delle diversità culturali e la sensibilità alle differenze individuali sono altresì essenziali per instaurare relazioni di fiducia con i pazienti e per garantire un'assistenza rispettosa e umanizzata.

La prevenzione delle cadute è un altro aspetto fondamentale nella mobilità e nel trasferimento dei pazienti. Le cadute possono avere gravi conseguenze, soprattutto per pazienti anziani o debilitati, e prevenirle richiede un'attenta valutazione dei rischi e l'adozione di misure di sicurezza adeguate. Gli OSS dovrebbero essere formati su come identificare i fattori di rischio per le cadute, come la debolezza muscolare, l'uso di farmaci sedativi, e gli ostacoli ambientali, e su come mitigare questi rischi attraverso interventi mirati.

Nel contesto della prevenzione delle cadute, l'educazione del paziente e dei suoi familiari è altresì importante. Gli OSS possono giocare un ruolo chiave nell'insegnare ai pazienti le strategie per muoversi in modo sicuro e indipendente, come l'utilizzo corretto degli ausili per la deambulazione, l'adattamento dell'ambiente domestico per ridurre i pericoli, e l'esecuzione di esercizi per migliorare l'equilibrio e la forza muscolare.

L'attenzione alla dignità e all'autonomia del paziente è un altro principio cardine nel processo di sollevamento e trasferimento. Gli OSS devono assicurarsi di rispettare la privacy e la dignità del paziente, coprendolo adeguatamente e spiegando ogni passaggio del processo per ridurre l'ansia e ottenere il consenso informato. La promozione dell'autonomia, attraverso l'incoraggiamento e il supporto all'autosollevamento e al deambulare, contribuisce non solo al benessere fisico del paziente, ma anche al suo senso di autostima e indipendenza.

Inoltre, l'approccio multidisciplinare è essenziale per la gestione ottimale della mobilità e del trasferimento dei pazienti. Gli OSS dovrebbero collaborare strettamente con fisioterapisti, infermieri, medici e altri professionisti sanitari per sviluppare piani di assistenza individualizzati e garantire la continuità delle cure. La condivisione delle conoscenze e delle competenze tra diverse discipline contribuisce a una visione olistica dell'assistenza e a un trattamento più efficace e centrato sul paziente.

Infine, la documentazione accurata delle attività di sollevamento e trasferimento, dei progressi del paziente e di eventuali incidenti è vitale per la qualità delle cure. Una documentazione precisa e tempestiva permette una valutazione continua del piano di assistenza, l'adattamento delle strategie in base alle esigenze del paziente e l'identificazione tempestiva di problematiche o rischi. Inoltre, fornisce un registro utile per la formazione continua degli OSS e per l'analisi delle prestazioni del servizio sanitario.

Assicurare la sicurezza durante il sollevamento e il trasferimento dei pazienti è anche una questione di comprensione e adattamento alle diverse esigenze e condizioni fisiche dei pazienti. Ogni paziente è unico e potrebbe avere limitazioni specifiche, pertanto, gli OSS devono essere in grado di adattare le tecniche di sollevamento e trasferimento a seconda della situazione. Questo può includere l'adattamento della posizione del letto, l'utilizzo di cuscini di supporto, o la modifica della sequenza di sollevamento per minimizzare lo sforzo e il disagio.

L'uso di tecnologie e dispositivi assistivi è essenziale per garantire trasferimenti sicuri e agevoli. Esistono diverse tipologie di ausili, come sollevatori, letti regolabili, e sedie a rotelle, che possono essere utilizzati a seconda delle esigenze del paziente e della situazione. Gli OSS devono essere formati sull'utilizzo corretto di questi dispositivi, compresa la manutenzione e la pulizia, per prevenire malfunzionamenti e contaminazioni. La conoscenza delle ultime innovazioni tecnologiche nel campo può inoltre contribuire a migliorare l'efficienza e la sicurezza dei trasferimenti.

È anche importante sottolineare l'importanza della comunicazione durante il sollevamento e il trasferimento dei pazienti. Gli OSS devono mantenere una comunicazione chiara e continua con il paziente e con altri professionisti sanitari coinvolti nel processo. Fornire istruzioni chiare, ascoltare le preoccupazioni del paziente, e rassicurarlo possono contribuire a ridurre l'ansia e a garantire un trasferimento sicuro e senza intoppi.

Oltre a ciò, la formazione continua e l'aggiornamento professionale sono cruciali per gli OSS nel campo della mobilità e del trasferimento dei pazienti. Partecipare a corsi di formazione, workshop, e seminari può aiutare gli OSS a sviluppare nuove competenze, a perfezionare le tecniche esistenti, e a rimanere aggiornati sulle migliori prassi e linee guida nel settore. Essere proattivi nell'apprendimento e nello sviluppo professionale è fondamentale per offrire un'assistenza di alta qualità e centrata sul paziente.

Inoltre, la gestione del rischio è un elemento centrale nella mobilità e nel trasferimento dei pazienti. Identificare e valutare i potenziali rischi, implementare misure preventive, e prepararsi a gestire eventuali emergenze sono competenze essenziali per gli OSS. L'analisi proattiva delle situazioni, la pianificazione anticipata, e la prontezza a rispondere a situazioni impreviste contribuiscono a minimizzare i rischi e a garantire la sicurezza dei pazienti.

La valutazione del benessere psicologico del paziente è un altro aspetto fondamentale da considerare. Il trasferimento e il cambiamento di ambiente possono essere stressanti per alcuni pazienti, specialmente per coloro che hanno problemi di mobilità o condizioni mediche complesse. Gli OSS devono essere attenti ai segnali di distress emotivo, offrire supporto psicologico, e, se necessario, collaborare con psicologi o altri specialisti per garantire il benessere mentale del paziente.

Infine, è cruciale che gli OSS promuovano un ambiente positivo e di supporto durante il sollevamento e il trasferimento dei pazienti. Mantenere un atteggiamento positivo, dimostrare empatia e comprensione, e incoraggiare il paziente possono avere un impatto significativo sul suo benessere e sulla sua cooperazione durante il processo. Creare un ambiente di fiducia e rispetto è fondamentale per garantire un'assistenza di qualità e per instaurare relazioni positive con i pazienti e i loro familiari.

Affrontare la mobilità e il trasferimento dei pazienti richiede anche una comprensione approfondita delle diverse tipologie di pazienti e delle loro necessità. I pazienti anziani, ad esempio, possono avere esigenze diverse da quelle dei pazienti più giovani, e potrebbero necessitare di ulteriore tempo e pazienza durante il trasferimento. Allo stesso modo, i pazienti con disabilità fisiche o cognitive richiedono approcci specifici e personalizzati per garantire la loro sicurezza e il loro comfort.

La prevenzione delle cadute è un elemento chiave in questo contesto. Le cadute possono causare lesioni significative, soprattutto nei pazienti anziani e in quelli con condizioni mediche preesistenti. Gli OSS devono quindi adottare strategie preventive, come l'uso di tappeti antiscivolo, l'installazione di barre di sostegno e la rimozione di ostacoli nel percorso del paziente, per minimizzare il rischio di cadute durante il trasferimento.

Un altro aspetto fondamentale è l'osservazione attenta e continua del paziente. Monitorare attentamente i movimenti, le espressioni facciali e i segnali verbali del paziente può aiutare gli OSS a identificare eventuali difficoltà, disagi o dolori, permettendo loro di intervenire tempestivamente per risolvere il problema. Questo tipo di osservazione è essenziale per anticipare le esigenze del paziente e per fornire assistenza proattiva.

Gli OSS dovrebbero anche lavorare in stretta collaborazione con terapisti fisici e altri professionisti sanitari per sviluppare e implementare piani di mobilità personalizzati. Questi piani dovrebbero tener conto delle abilità, delle limitazioni e delle preferenze del paziente, e dovrebbero essere rivisti e aggiornati regolarmente per riflettere i cambiamenti nella condizione del paziente. La collaborazione multidisciplinare è fondamentale per assicurare un approccio olistico e centrato sul paziente.

Inoltre, l'educazione del paziente e dei familiari è cruciale. Gli OSS dovrebbero fornire informazioni chiare e comprensibili su come muoversi in modo sicuro, utilizzare gli ausili e prevenire le cadute. Educare il paziente e i familiari può contribuire a ridurre il rischio di incidenti e a promuovere l'autonomia e la partecipazione attiva del paziente nel processo di cura.

La documentazione accurata delle procedure di sollevamento e trasferimento è anche di vitale importanza. Registrare dettagliatamente ogni intervento permette di monitorare i progressi del paziente, identificare eventuali problemi o complicazioni e adattare le strategie di assistenza di conseguenza. Una documentazione accurata è anche essenziale per la comunicazione tra i membri del team sanitario e per garantire la continuità delle cure.

Infine, mantenere un alto livello di consapevolezza e prontezza durante il sollevamento e il trasferimento dei pazienti è fondamentale. Gli imprevisti possono sempre accadere, e gli OSS devono essere preparati a gestire situazioni di emergenza, richiedere assistenza aggiuntiva e adottare misure immediate per garantire la sicurezza del paziente. La formazione in ambito di primo soccorso e la conoscenza delle procedure di emergenza sono competenze essenziali in questo contesto.

24. Gestione della Mortalità e del Lutto •
Accompagnamento alla fine della vita • Supporto
ai familiari • Riflessione sul significato della
morte

La gestione della mortalità e del lutto è un
aspetto profondamente delicato e significativo
all'interno dell'assistenza sanitaria. Gli Operatori
Socio-Sanitari (OSS) giocano un ruolo cruciale
nell'accompagnare il paziente e le loro famiglie
attraverso questo processo, fornendo supporto
emotivo, fisico e pratico.
L'accompagnamento alla fine della vita richiede
un'approccio olistico e centrato sul paziente. Gli
OSS devono essere in grado di riconoscere e
rispondere ai bisogni unici del paziente, sia che si
tratti di comfort fisico, di supporto emotivo o di
ascolto attivo. È fondamentale che gli OSS
agiscano con empatia, rispetto e compassione,
assicurandosi che il paziente si senta ascoltato,
compreso e valorizzato nei suoi ultimi momenti
di vita.
La comunicazione è un elemento chiave in questa
fase. Gli OSS devono mantenere un dialogo
aperto e onesto con il paziente e la sua famiglia,
fornendo informazioni chiare e supporto nel
prendere decisioni importanti. È essenziale
trattare ogni individuo con dignità, rispettando le
sue scelte, le sue credenze e i suoi valori.

Il supporto ai familiari è altrettanto cruciale. La perdita di un caro è un'esperienza estremamente dolorosa e traumatica, e le famiglie possono avere bisogno di sostegno per affrontare il lutto e adattarsi alla perdita. Gli OSS possono offrire ascolto, conforto e guidare i familiari verso risorse e servizi di supporto. Il riconoscimento e la validazione delle emozioni dei familiari sono fondamentali per aiutarli a elaborare il lutto. Riflettere sul significato della morte è un aspetto che può aiutare sia i familiari che gli stessi professionisti sanitari. La morte solleva spesso domande esistenziali e può portare a riflessioni profonde sul senso della vita e della sofferenza. Gli OSS, insieme ad altri membri del team sanitario, possono beneficiare di spazi di riflessione e supervisione che permettano di esplorare i propri sentimenti, pensieri e reazioni di fronte alla morte.

La formazione continua e il supporto psicologico sono essenziali per gli OSS che lavorano in contesti di fine vita. È importante che acquisiscano competenze specifiche nell'assistenza palliativa e nel lutto, e che abbiano accesso a supporto e risorse per gestire lo stress e l'impatto emotivo del lavoro. Mantenere il proprio benessere emotivo è fondamentale per poter offrire un'assistenza compassionevole e di alta qualità ai pazienti e ai loro familiari.

In conclusione, la gestione della mortalità e del lutto è un compito delicato e complesso che richiede empatia, competenza e riflessione. Gli OSS hanno il privilegio e la responsabilità di accompagnare le persone in questo momento di vita, sostenendo il paziente e i suoi cari con dignità, rispetto e amorevolezza. Attraverso la formazione, il supporto e la riflessione, possono contribuire a creare un ambiente di cura che onori la vita e la morte in tutte le sue sfaccettature.

 Gli Operatori Socio-Sanitari (OSS), nel contesto della gestione della mortalità e del lutto, devono considerare anche le diverse sfumature culturali, religiose e personali che influenzano la percezione della morte e il processo del lutto. Ogni individuo e famiglia può avere differenti bisogni e aspettative, e l'OSS deve essere in grado di adattarsi e rispettare queste diversità, promuovendo un'assistenza culturalmente competente.
Il coinvolgimento e la collaborazione con altri professionisti del settore sanitario, come medici, infermieri, psicologi e cappellani, è fondamentale per fornire un approccio multidisciplinare all'assistenza in fine vita. La condivisione delle informazioni e la cooperazione tra i diversi team possono migliorare la qualità delle cure e

garantire che vengano soddisfatti tutti gli aspetti delle necessità del paziente e della famiglia.

La gestione del dolore e dei sintomi è un altro elemento critico dell'assistenza in fine vita. Gli OSS, in collaborazione con il team medico, devono assicurarsi che il paziente riceva un adeguato sollievo dal dolore e che i sintomi siano gestiti efficacemente, migliorando così la qualità della vita del paziente.

Anche l'ambiente fisico gioca un ruolo significativo nella gestione della mortalità. Creare un ambiente calmo, confortevole e rispettoso può contribuire al benessere del paziente e della famiglia. Elementi come la luce, il colore, la musica e la disposizione degli arredi possono influenzare l'esperienza di fine vita.

Inoltre, è essenziale considerare le questioni legali ed etiche, quali le direttive anticipate, i testamenti biologici e il consenso informato. Gli OSS devono essere informati su questi aspetti e lavorare in conformità con le leggi e le normative, rispettando le volontà del paziente e i diritti dei familiari.

Il supporto al lutto non termina con la morte del paziente. Gli OSS possono continuare a fornire supporto ai familiari nei giorni e nelle settimane successive, aiutandoli nei preparativi funebri, nella gestione della burocrazia e nell'accesso a servizi di supporto al lutto.

L'auto-riflessione è anche vitale per gli OSS. Dopo aver assistito un paziente in fine vita, prendersi il tempo per riflettere sulla propria pratica, sulle proprie emozioni e sul significato della morte può contribuire al benessere professionale e personale dell'OSS.
Infine, l'innovazione e la ricerca in questo campo sono costantemente in evoluzione, ed è importante che gli OSS rimangano aggiornati su nuove prassi, metodi e strumenti per la gestione della mortalità e del lutto, al fine di garantire un'assistenza sempre più umana, personalizzata ed efficace.

La gestione della mortalità e del lutto implica anche una profonda comprensione delle dinamiche familiari e delle reti di supporto disponibili per i familiari del defunto. Gli OSS devono essere capaci di identificare i membri della famiglia che potrebbero avere bisogno di ulteriore sostegno e orientarli verso le risorse appropriate, come gruppi di sostegno al lutto, consulenza psicologica o servizi spirituali, al fine di facilitare un processo di lutto sano.
L'educazione continua è un elemento chiave in questo campo. Gli OSS devono cercare opportunità per migliorare le proprie competenze in materia di accompagnamento alla fine della vita, comunicazione empatica, supporto

psicologico e altre aree correlate. Partecipare a seminari, workshop e conferenze può offrire agli OSS nuove prospettive e approcci per la gestione della mortalità e del lutto, contribuendo alla crescita professionale e all'efficacia nell'assistenza ai pazienti e alle loro famiglie.

Un altro aspetto cruciale è l'attenzione alla resilienza e al benessere degli stessi OSS. Lavorare a stretto contatto con la morte e il dolore può essere emotivamente gravoso, e può portare a burnout e stress compassionevole. Implementare strategie di coping, quali la supervisione clinica, la meditazione, l'esercizio fisico e il sostegno tra colleghi, può aiutare gli OSS a gestire lo stress e mantenere un equilibrio tra vita professionale e personale.

L'aspetto spirituale e religioso non può essere trascurato. Per molte persone, la spiritualità è una fonte di conforto e significato di fronte alla morte. Gli OSS dovrebbero rispettare e valorizzare le credenze e i valori spirituali dei pazienti e delle loro famiglie, e, quando necessario, facilitare l'accesso a servizi spirituali o religiosi, per soddisfare i bisogni spirituali del paziente e dei familiari.

Un ulteriore punto di riflessione è la gestione della documentazione e degli aspetti amministrativi legati alla morte di un paziente. Gli OSS devono essere informati sulle procedure da seguire, sulla compilazione dei certificati di morte e sulla comunicazione con le autorità competenti, in modo da garantire la correttezza e la tempestività nelle pratiche burocratiche. Inoltre, la sensibilizzazione e l'educazione della comunità sono essenziali. Gli OSS possono svolgere un ruolo chiave nell'informare il pubblico sull'importanza dei servizi di hospice, sui diritti dei pazienti in fine vita, e sulla pianificazione anticipata delle cure, contribuendo a costruire una società più informata, comprensiva e preparata a gestire la mortalità e il lutto.

Infine, il rispetto della privacy e della confidenzialità è fondamentale. Gli OSS devono trattare con la massima riservatezza le informazioni sensibili relative ai pazienti e ai loro familiari, in conformità con le normative sulla protezione dei dati e la deontologia professionale, per garantire la fiducia e il rispetto tra i pazienti, i familiari e i professionisti sanitari.

Nel settore della gestione della mortalità e del lutto, l'empatia è una qualità inestimabile. Gli operatori sanitari, come gli OSS, devono essere in grado di mettersi nei panni dei pazienti e delle loro famiglie, comprendendo la gamma di emozioni che possono sperimentare, che spaziano dalla negazione alla rabbia, alla tristezza, e infine all'accettazione. Comprendere e rispettare questi sentimenti è essenziale per fornire un supporto efficace e compassionevole. È anche di cruciale importanza per gli OSS mantenere una comunicazione aperta e onesta con i team multidisciplinari di cui fanno parte. La condivisione delle informazioni e delle esperienze può migliorare la coesione del team e promuovere strategie collaborative per la gestione del lutto. Questo tipo di collaborazione può includere la discussione di casi specifici, lo scambio di conoscenze e competenze, e la pianificazione congiunta di interventi mirati. La formazione in materia di diversità culturale è un altro aspetto rilevante. Ogni cultura ha le proprie norme e pratiche relative alla morte e al lutto, e gli OSS devono essere preparati per interagire rispettosamente con persone di diverse origini culturali e religiose. Questo può richiedere la conoscenza di rituali specifici, il rispetto per le tradizioni familiari, e la capacità di comunicare in modo culturalmente sensibile.

Un altro elemento fondamentale è l'auto-riflessione. Gli OSS dovrebbero riflettere regolarmente sulle proprie esperienze e reazioni emotive, valutando come questi influenzano la loro pratica professionale. L'auto-riflessione può aiutare a identificare aree di crescita, aumentare la consapevolezza emotiva e migliorare la qualità dell'assistenza fornita.

L'innovazione e la ricerca giocano un ruolo sempre più significativo nel campo della gestione della mortalità e del lutto. Gli OSS devono essere aggiornati sulle ultime ricerche e sviluppi in questo campo, al fine di implementare prassi basate sull'evidenza e migliorare continuamente il livello di assistenza. La partecipazione a studi e progetti di ricerca può anche offrire agli OSS nuove opportunità di apprendimento e sviluppo professionale.

Infine, la valutazione e il feedback sono essenziali per il miglioramento continuo. Gli OSS dovrebbero cercare attivamente feedback da parte dei pazienti, delle famiglie e dei colleghi, e utilizzare queste informazioni per riflettere sulla propria pratica e apportare modifiche dove necessario. Questo ciclo di valutazione e miglioramento può contribuire a elevare gli standard di assistenza e a garantire che le esigenze dei pazienti e delle famiglie siano soddisfatte in modo ottimale.

Nel contesto della gestione della mortalità e del lutto, è essenziale che gli OSS considerino anche il proprio benessere emotivo e mentale. Affrontare regolarmente la morte e il dolore può essere emotivamente gravoso, e la gestione adeguata dello stress e la cura di sé sono vitali per mantenere la resilienza professionale. Ciò può includere l'accesso a supporto psicologico, la partecipazione a gruppi di supervisione, e l'adattamento delle strategie di coping personale. È altrettanto cruciale che gli OSS lavorino per sviluppare e mantenere relazioni di fiducia con i familiari dei pazienti. Questo può comportare ascoltare attentamente, rispondere con empatia, e dimostrare rispetto e considerazione per le loro esigenze e desideri. Le famiglie potrebbero avere bisogno di orientamento, supporto decisionale, o semplicemente qualcuno con cui condividere i loro sentimenti e preoccupazioni. In questo modo, gli OSS possono fornire un sostegno prezioso durante un periodo estremamente difficile.

Un altro aspetto rilevante riguarda l'importanza di rispettare le volontà e le preferenze del paziente morente, incluse le direttive anticipate e le decisioni sul trattamento. Gli OSS devono lavorare in stretta collaborazione con altri professionisti sanitari per garantire che le scelte del paziente siano rispettate e che l'assistenza fornita sia in linea con i loro desideri e i loro valori.

Inoltre, la conoscenza e la comprensione della legislazione e delle linee guida etiche relative alla fine della vita sono fondamentali per gli OSS.

Devono essere a conoscenza dei diritti dei pazienti, dei processi decisionali etici e delle leggi riguardanti la limitazione dei trattamenti, l'eutanasia e il suicidio assistito. La formazione continua in etica e legge sanitaria può aiutare gli OSS a navigare in queste complesse questioni etiche e legali.

L'educazione continua sulla morte e sul morente è anche un elemento chiave per gli OSS. Dovrebbero cercare opportunità di formazione e aggiornamento per migliorare le proprie competenze nel gestire situazioni di fine vita, compresa la gestione dei sintomi, la comunicazione su questioni difficili, e la comprensione delle dinamiche familiari. L'apprendimento da esperienze di casi reali e la riflessione critica possono contribuire a sviluppare competenze pratiche e capacità di giudizio clinico.

Infine, è vitale che gli OSS siano consapevoli dell'importanza della memoria e del ricordo nel processo di lutto. Possono collaborare con le famiglie per trovare modi significativi di commemorare i loro cari, attraverso rituali, memoriali o altre espressioni di ricordo. Questo può aiutare le famiglie a trovare un senso di chiusura e a iniziare il loro percorso verso la guarigione.

La gestione della mortalità e del lutto è un aspetto fondamentale della professione di OSS e richiede un approccio empatico e rispettoso. Gli OSS, operando in prima linea, rivestono un ruolo chiave nell'accompagnamento dei pazienti alla fine della vita e nel supportare i familiari nel loro percorso di elaborazione del lutto.

In primo luogo, è essenziale che gli OSS mantengano un forte equilibrio emotivo, cercando supporto psicologico quando necessario e sviluppando strategie efficaci di coping. La loro resilienza emotiva è cruciale per garantire che possano continuare a fornire assistenza compassionevole e di qualità anche nelle situazioni più difficili.

La costruzione e il mantenimento di relazioni di fiducia con i familiari dei pazienti sono altrettanto importanti. Ciò implica l'ascolto attento, la comunicazione empatica e il sostegno continuo alle famiglie nel loro percorso di elaborazione del dolore e nell'adattamento alla perdita. È anche fondamentale lavorare in collaborazione con altri membri del team sanitario per garantire un'assistenza olistica e rispettosa delle volontà del paziente.

La consapevolezza e la comprensione delle questioni etiche e legali connesse alla fine della vita sono un altro elemento chiave. Gli OSS devono essere ben informati sulle direttive anticipate, sui diritti dei pazienti e sulle decisioni etiche relative ai trattamenti di fine vita. La formazione continua in questi ambiti è essenziale per garantire che gli OSS siano in grado di navigare con competenza in queste situazioni delicate, sempre nel rispetto della dignità e dei desideri del paziente.

L'approfondimento continuo delle competenze specifiche nella gestione della morte e del morente è, inoltre, fondamentale. Gli OSS dovrebbero cercare opportunità di apprendimento e sviluppo per migliorare le loro abilità in ambito di comunicazione, gestione dei sintomi e comprensione delle dinamiche familiari. La riflessione critica sulle esperienze vissute e l'apprendimento da casi concreti sono modi preziosi per sviluppare una maggiore competenza e sicurezza in questi ambiti.

Infine, la commemorazione e il ricordo sono aspetti centrali nel processo di lutto. Gli OSS possono collaborare attivamente con le famiglie per trovare modi significativi di ricordare i loro cari, contribuendo a fornire un senso di chiusura e facilitando il percorso di guarigione del lutto. Nel complesso, il ruolo dell'OSS nella gestione della mortalità e del lutto è complesso e sfaccettato, richiedendo un impegno continuo all'apprendimento, all'autoriflessione e all'empatia. La capacità di affrontare con sensibilità e umanità queste situazioni difficili è fondamentale per garantire un'assistenza di qualità e per sostenere le famiglie nel loro cammino verso l'accettazione e la pace.

25. Rapporto con le Famiglie • Comunicazione con i familiari • Supporto e consulenza • Gestione delle aspettative

Il rapporto con le famiglie è un elemento cruciale nell'ambito del lavoro dell'OSS. Le famiglie sono una componente fondamentale dell'ecosistema di supporto del paziente, e una comunicazione efficace, il supporto e la consulenza, e una corretta gestione delle aspettative sono tutti aspetti fondamentali in questo contesto.

1. **Comunicazione con i familiari**: La comunicazione con i familiari richiede empatia, ascolto attivo e trasparenza. Gli OSS devono essere in grado di fornire informazioni chiare e comprensibili, rispondere alle domande e alle preoccupazioni dei familiari e instaurare un rapporto di fiducia. La capacità di comunicare efficacemente può aiutare a ridurre l'ansia e lo stress dei familiari e a garantire che siano informati e coinvolti nelle decisioni relative all'assistenza del loro caro.

2. **Supporto e consulenza**: Il supporto ai familiari è multifaccettato e può includere l'assistenza emotiva, informativa e pratica. Gli OSS possono guidare i familiari verso risorse utili, aiutarli a navigare nel sistema sanitario e fornire supporto emotivo durante momenti difficili. La consulenza può anche includere la discussione di opzioni di assistenza, la pianificazione a lungo termine e la gestione di problemi specifici che possono emergere durante il percorso di cura.

3. **Gestione delle aspettative**: Gestire le aspettative dei familiari è essenziale per prevenire delusioni e frustrazioni. Gli OSS devono essere onesti riguardo a ciò che può essere ragionevolmente atteso in termini di risultati del trattamento, progressi e livelli di assistenza. Una chiara definizione delle aspettative può contribuire a creare un ambiente di collaborazione e rispetto reciproco tra l'OSS, il paziente e i suoi familiari.

In conclusione, il rapporto con le famiglie è fondamentale per la qualità dell'assistenza fornita dall'OSS. Attraverso una comunicazione efficace, il supporto continuo e la gestione delle aspettative, gli OSS possono contribuire a creare un'esperienza positiva per il paziente e i suoi familiari, favorire la collaborazione e garantire che le necessità e le preoccupazioni delle famiglie siano ascoltate e indirizzate in modo appropriato. La formazione continua e lo sviluppo delle competenze in questi ambiti sono essenziali per gli OSS al fine di svolgere efficacemente questo ruolo cruciale.

Rispettare e comprendere le dinamiche familiari è un aspetto vitale nel rapporto tra l'Operatore Socio Sanitario (OSS) e le famiglie dei pazienti. Ogni famiglia ha la sua unicità, con diversi valori, credenze, aspettative e modi di comunicare, pertanto è essenziale adottare un approccio flessibile e personalizzato.

La **comprensione delle diverse dinamiche familiari** è fondamentale. Ogni famiglia ha una propria struttura, storia e insieme di sfide. L'OSS può incontrare famiglie nucleari, allargate, monoparentali, e così via, ognuna con bisogni e aspettative diverse. È importante comprendere come le diverse relazioni familiari influenzino le decisioni sulla cura e il benessere del paziente.

Il coinvolgimento dei familiari nel piano di cura è un altro elemento chiave. Coinvolgere attivamente i familiari nelle decisioni riguardanti la cura può promuovere un senso di appartenenza e controllo, oltre a migliorare la conformità alle raccomandazioni terapeutiche. Tuttavia, è altresì importante bilanciare il coinvolgimento della famiglia con l'autonomia e le preferenze del paziente.

La mediazione dei conflitti tra familiari può essere necessaria quando emergono divergenze di opinioni o tensioni. L'OSS può svolgere un ruolo di mediatore, facilitando la comunicazione, promuovendo la comprensione reciproca e aiutando a trovare soluzioni che rispettino i desideri e i bisogni di tutte le parti coinvolte.

La privacy e la confidenzialità sono principi fondamentali nel rapporto con le famiglie. Pur mantenendo una comunicazione aperta, l'OSS deve rispettare i diritti del paziente alla privacy e alla confidenzialità delle informazioni sanitarie, condividendo solo le informazioni necessarie e autorizzate.

L'empatia e la compassione sono qualità essenziali nel fornire supporto ai familiari. Spesso, i familiari possono attraversare momenti di stress, ansia e incertezza, e l'OSS deve essere in grado di mostrare comprensione, conforto e incoraggiamento, mantenendo sempre un atteggiamento professionale.

La formazione culturale è altresì importante, dato che le famiglie possono provenire da diversi contesti culturali, con diverse credenze, valori e pratiche. La consapevolezza e il rispetto per la diversità culturale possono aiutare l'OSS a instaurare un rapporto positivo con i familiari, a evitare malintesi e a fornire cure rispettose e culturalmente appropriate.

La gestione dello stress e della fatica è un altro aspetto rilevante. Interagire con le famiglie può essere emotivamente impegnativo, soprattutto in situazioni di crisi o lutto. L'OSS deve essere attento al proprio benessere emotivo, cercando supporto quando necessario e adottando strategie di coping efficaci.

L'aggiornamento continuo sulle nuove metodologie di comunicazione e supporto è fondamentale per mantenere e migliorare le competenze nell'interazione con le famiglie. Partecipare a corsi di formazione, workshop e seminari può offrire nuove prospettive e strumenti per affrontare le sfide che emergono nel rapporto con le famiglie.

Infine, è importante notare che il rapporto con le famiglie non è statico, ma evolve nel tempo in base alle esigenze del paziente, alle dinamiche familiari e al contesto di cura. L'OSS deve essere preparato ad adattarsi a queste variazioni, mantenendo sempre un approccio centrato sulla persona e sull'umanità.

Continuando a esplorare la complessità del rapporto tra l'OSS e le famiglie dei pazienti, è cruciale riconoscere l'importanza di **adattare il linguaggio e il tono della comunicazione.**

La comunicazione deve essere chiara, trasparente e comprensibile, evitando termini tecnici e jargon medico che potrebbero confondere o alienare i familiari. Adattare il modo di comunicare alle diverse esigenze e livelli di comprensione può contribuire a costruire un rapporto di fiducia e a prevenire malintesi.

L'ascolto attivo è un elemento fondamentale nel rapporto con le famiglie. L'OSS deve essere in grado di ascoltare attentamente le preoccupazioni, le domande e i sentimenti dei familiari, dimostrando empatia e rispetto. L'ascolto attivo può aiutare a identificare le esigenze non espresse, a rafforzare il rapporto e a promuovere la collaborazione tra l'OSS e la famiglia.

L'educazione e la consulenza ai familiari sono attività che l'OSS può svolgere per aiutare le famiglie a comprendere meglio la condizione del paziente, i trattamenti disponibili e le strategie di gestione. Fornire informazioni accurate e risorse utili può rafforzare la capacità dei familiari di partecipare alle decisioni e di fornire supporto al paziente.

La valutazione delle risorse e delle reti di supporto familiare è un passo essenziale per identificare come la famiglia può essere coinvolta nella cura. Alcune famiglie possono avere reti di supporto estese, mentre altre potrebbero sentirsi isolate e sopraffatte. Identificare e mobilizzare le risorse disponibili può migliorare il benessere sia del paziente che della famiglia.

Il rispetto della diversità e dell'inclusività è un valore centrale nel rapporto con le famiglie. Le famiglie possono variare in termini di etnia, religione, orientamento sessuale, struttura e dinamiche. L'OSS deve dimostrare apertura, rispetto e accettazione delle diversità, promuovendo un ambiente inclusivo e non discriminatorio.

L'approccio olistico e centrato sulla famiglia è essenziale per considerare la famiglia non solo come un insieme di individui, ma come un sistema interconnesso. L'attenzione alle dinamiche familiari, ai valori condivisi e ai fattori stressanti può aiutare l'OSS a comprendere come la famiglia interagisce e a identificare strategie per migliorare la qualità della cura e del supporto fornito.

La gestione delle aspettative dei familiari riguardo al decorso clinico, ai risultati dei trattamenti e al processo di guarigione è un compito delicato. L'OSS deve lavorare in sinergia con altri professionisti sanitari per fornire informazioni realistiche e gestire le aspettative in modo costruttivo, evitando falsi speranze e delusioni.

Infine, la **riflessione e l'autovalutazione continue** sono fondamentali per l'OSS. Rivedere regolarmente le proprie pratiche, ricevere feedback e apprendere da ogni esperienza possono contribuire allo sviluppo professionale e all'efficacia nel rapporto con le famiglie. La crescita continua e l'apprendimento sono aspetti chiave per mantenere elevati standard di cura e supporto.

In conclusione, la dimensione del rapporto con le famiglie è un aspetto cruciale nel ruolo dell'OSS, che richiede un equilibrio delicato tra professionalità, empatia e competenza comunicativa. La comunicazione efficace e l'ascolto attivo formano la base di un rapporto costruttivo, dove la chiarezza, la trasparenza e l'adattabilità linguistica sono fondamentali per evitare malintesi e costruire fiducia.
La consulenza e l'educazione dei familiari sono componenti vitali, permettendo alle famiglie di acquisire una comprensione approfondita delle condizioni dei pazienti, delle opzioni terapeutiche e delle modalità di gestione. Inoltre, valutare accuratamente le risorse e le reti di supporto familiare consente di individuare strategie personalizzate e ottimizzare il coinvolgimento dei familiari nella cura.

L'importanza di un approccio inclusivo e rispettoso della diversità è evidente, poiché l'OSS si trova ad interagire con famiglie di varia natura e composizione. Valorizzare le differenze e promuovere un ambiente accogliente e non discriminatorio è essenziale per un servizio sanitario equo e di qualità.

Incorporare un approccio olistico e centrato sulla famiglia aiuta l'OSS a considerare ogni famiglia come un'entità unica e interconnessa, prestando attenzione alle sue specificità e dinamiche. Ciò consente una cura più integrata e rispondente alle esigenze reali dei pazienti e dei loro familiari. La gestione delle aspettative è una sfida costante, implicando una comunicazione chiara e onesta riguardo le prospettive cliniche e i possibili esiti. Questo permette di prevenire frustrazioni e disillusione, fornendo nel contempo supporto e speranza realistica.

Infine, il processo di riflessione e autovalutazione continua è di fondamentale importanza per l'OSS. Questo approccio permette non solo di migliorare continuamente le competenze professionali, ma anche di approfondire la consapevolezza del proprio ruolo e delle proprie responsabilità nel delicato rapporto con le famiglie. In questo modo, l'OSS può contribuire significativamente al benessere dei pazienti e dei loro familiari, promuovendo una cultura sanitaria basata sull'umanizzazione della cura, sul rispetto e sulla collaborazione.

26. Salute Mentale • Principi di salute mentale • Disturbi mentali comuni • Strategie di supporto e intervento

La salute mentale è un ambito essenziale dell'assistenza sanitaria che si concentra sull'ottimizzazione del benessere psicologico, emozionale e sociale degli individui. È fondamentale che gli OSS siano formati su vari principi, disturbi e strategie di intervento in materia di salute mentale.

1. **Principi di Salute Mentale:**
   - **Olisticità:** La salute mentale non è isolata, ma è intrinsecamente legata alla salute fisica, sociale e ambientale dell'individuo.
   - **Prevenzione:** Identificare e affrontare i fattori di rischio e promuovere la resilienza è essenziale per prevenire la comparsa di disturbi mentali.
   - **Personalizzazione dell'Assistenza:** Ogni individuo è unico, e le strategie di intervento devono essere adattate alle sue esigenze, risorse e preferenze.

- **Rispetto dei Diritti Umani:** Tutti gli individui hanno il diritto di ricevere cure dignitose, rispettose e basate sull'evidenza, indipendentemente dalla natura del loro disturbo mentale.

2. **Disturbi Mentali Comuni:**
   - **Depressione e Ansia:** Disturbi dell'umore come la depressione e i disturbi d'ansia sono tra i più comuni, caratterizzati da persistenti sentimenti di tristezza, preoccupazione o tensione.
   - **Disturbi Alimentari:** Anoressia, bulimia e binge eating sono esempi di disturbi alimentari che possono avere gravi ripercussioni sulla salute fisica e mentale.
   - **Disturbi Psicotici:** Schizofrenia e disturbo delirante sono disturbi psicotici che possono causare allucinazioni, deliri e alterazioni del pensiero.
   - **Disturbi dell'Uso di Sostanze:** La dipendenza da alcol, droghe e farmaci è una sfida significativa che richiede un intervento multidimensionale.

3. **Strategie di Supporto e Intervento:**
   - **Ascolto Attivo e Empatia:** Creare un ambiente di accoglienza, comprensione e non giudicante è fondamentale per costruire un rapporto terapeutico efficace.

- **Valutazione e Monitoraggio:** Identificare i sintomi, valutare la gravità e monitorare i progressi sono passaggi chiave nella gestione dei disturbi mentali.
- **Interventi Psicosociali:** L'inclusione sociale, il supporto al problem solving e l'educazione alla salute mentale sono strategie chiave.
- **Collaborazione Multidisciplinare:** Lavorare con psicologi, psichiatri, assistenti sociali e altri professionisti della salute è essenziale per fornire un'assistenza integrata.

In conclusione, la conoscenza approfondita della salute mentale, dei disturbi associati e delle appropriate strategie di intervento è imprescindibile per gli OSS. Ciò consente di offrire un supporto efficace, promuovere il benessere mentale e migliorare la qualità della vita degli individui assistiti.

La salute mentale, in quanto componente cruciale del benessere generale, abbraccia un ventaglio di aspetti che gli Operatori Socio-Sanitari (OSS) devono considerare nel loro operato quotidiano. Comprendere a fondo il campo della salute mentale significa anche essere consapevoli delle varie sfaccettature e delle implicazioni che ogni disturbo comporta.

Un approfondimento ulteriore sui **principi di salute mentale** potrebbe includere il concetto di **autostigma**, ovvero il modo in cui gli individui con disturbi mentali possono interiorizzare gli atteggiamenti negativi della società, influenzando negativamente la loro autostima e prospettive di recupero. Pertanto, è fondamentale lavorare per ridurre lo stigma associato alla malattia mentale sia nella società che negli individui affetti.

Relativamente ai **disturbi mentali comuni**, è rilevante menzionare anche i disturbi della personalità, che comprendono una gamma di condizioni caratterizzate da pattern di comportamento, pensiero ed emozione inflessibili e duraturi. Questi possono includere il disturbo borderline di personalità e il disturbo antisociale di personalità, entrambi richiedono approcci terapeutici specifici e talvolta complessi. Inoltre, non bisogna dimenticare il ruolo dell'**ambiente familiare e sociale**. L'ambiente in cui un individuo vive e interagisce può avere un impatto significativo sulla sua salute mentale. Fattori quali la disponibilità di supporto sociale, la presenza di stress psicosociali, e la qualità delle relazioni possono tutti influire sull'insorgenza e sul decorso dei disturbi mentali.

Per quanto riguarda le **strategie di supporto e intervento**, è cruciale sottolineare l'importanza della formazione continua degli OSS in tecniche di intervista motivazionale, gestione del comportamento, e altre modalità terapeutiche che possono essere implementate nel contesto dei servizi di assistenza. La formazione continua consente agli OSS di rimanere aggiornati sulle migliori pratiche e di sviluppare nuove competenze nel campo della salute mentale.

Il **ruolo della comunità** nella promozione della salute mentale è un altro aspetto chiave. La comunità può fungere da rete di supporto, offrendo servizi, risorse e opportunità per l'integrazione sociale degli individui con disturbi mentali. La promozione della salute mentale a livello comunitario può contribuire a ridurre lo stigma e a migliorare l'accesso alle cure.

Infine, l'**uso etico e responsabile delle tecnologie digitali** è un'altra dimensione che merita attenzione. Gli strumenti digitali possono essere utilizzati per il monitoraggio dei sintomi, la fornitura di interventi terapeutici e il supporto alla gestione della salute mentale. Tuttavia, è fondamentale che tali strumenti siano utilizzati in modo etico, rispettando la privacy e l'autonomia dell'individuo.

Dunque, la salute mentale è un campo vasto e complesso, che richiede una conoscenza approfondita, un'attenzione continua e un'adattabilità alle esigenze uniche di ogni individuo. Gli OSS sono posizionati in modo unico per fare la differenza nella vita delle persone con disturbi mentali attraverso la loro pratica informata, empatica e rispettosa.

Una parte integrante della salute mentale riguarda la **promozione del benessere psicologico**. Ciò include lo sviluppo di strategie che aiutano gli individui a gestire lo stress, a costruire relazioni significative e a sviluppare un senso di appartenenza. Un OSS dovrebbe essere dotato di competenze per aiutare i pazienti a identificare e sfruttare le loro risorse interne, promuovendo l'autostima e la resilienza.
La **prevenzione** è un altro pilastro essenziale nella gestione della salute mentale. Identificare i segni precoci di disturbi mentali e intervenire tempestivamente può contribuire significativamente a mitigare l'impatto di queste condizioni sulla vita delle persone. L'educazione alla salute mentale e la promozione della consapevolezza possono giocare un ruolo vitale nella prevenzione, contribuendo a ridurre il rischio di sviluppo di problemi di salute mentale. Inoltre, la **gestione farmacologica** dei disturbi mentali è un campo in continua evoluzione, con nuovi farmaci e terapie che vengono sviluppati regolarmente. È fondamentale che gli OSS siano a conoscenza delle nuove opzioni terapeutiche

disponibili e delle relative linee guida per l'uso, in modo da poter contribuire a garantire che i pazienti ricevano le cure più appropriate e aggiornate.

Un altro aspetto importante è la **gestione del rischio**, soprattutto per i pazienti che possono essere a rischio di autolesionismo o di causare danni ad altri. Gli OSS devono essere formati su come valutare e mitigare tali rischi, lavorando in collaborazione con altri professionisti della salute mentale e coinvolgendo i pazienti nel processo di pianificazione della cura.

La **terapia occupazionale** può essere un elemento chiave nel supporto alle persone con disturbi mentali, aiutandole a sviluppare le competenze necessarie per vivere in modo indipendente e soddisfacente. Gli OSS possono lavorare a stretto contatto con i terapisti occupazionali per implementare piani di intervento che aiutino i pazienti a raggiungere i loro obiettivi.

Il **supporto ai caregiver** è un'altra componente essenziale nella gestione della salute mentale. Molte persone che vivono con disturbi mentali dipendono dai caregiver per assistenza e supporto. Gli OSS possono svolgere un ruolo chiave nel fornire supporto ai caregiver, offrendo consulenza, risorse e servizi di sostegno per aiutarli a gestire lo stress e la fatica associati alla cura di una persona con disturbi mentali.

L'**accesso alle cure** è fondamentale per garantire che tutti gli individui che vivono con disturbi mentali ricevano l'assistenza di cui hanno bisogno. Gli OSS possono contribuire a ridurre le barriere all'accesso alle cure, lavorando per aumentare la consapevolezza dei servizi disponibili e aiutando le persone a navigare nel sistema sanitario.

Infine, la **ricerca e lo sviluppo** nel campo della salute mentale sono essenziali per l'avanzamento delle conoscenze e l'innovazione terapeutica. Gli OSS devono essere informati sugli sviluppi recenti nella ricerca sulla salute mentale, poiché ciò può influenzare le prassi cliniche e le opzioni di trattamento disponibili.

L'**alfabetizzazione in materia di salute mentale** è cruciale per la comprensione e la destigmatizzazione dei disturbi mentali. Educare il pubblico e le famiglie, nonché gli stessi pazienti, contribuisce a ridurre il pregiudizio e favorisce l'integrazione sociale delle persone affette. L'OSS può svolgere un ruolo di sensibilizzazione, partecipando a campagne informative e formative.

La **mindfulness e le tecniche di rilassamento** sono sempre più riconosciute per il loro impatto positivo sulla salute mentale. Gli OSS potrebbero essere formati in queste tecniche per poterle introdurre ai pazienti come strumento per ridurre lo stress e migliorare il benessere generale, oltre a implementare routine quotidiane che favoriscano il rilassamento e la concentrazione.

Nel contesto della salute mentale, è inoltre essenziale il riconoscimento e l'intervento precoce sui **fattori di rischio ambientali e sociali**, quali isolamento sociale, povertà, abuso di sostanze e violenza. Identificare e affrontare questi fattori può contribuire a prevenire l'insorgenza o l'aggravamento di disturbi mentali, ed è pertanto essenziale che gli OSS siano attrezzati per riconoscere tali fattori e agire di conseguenza.

La **sicurezza del paziente** è un altro elemento fondamentale. Gli OSS devono essere a conoscenza delle procedure e delle politiche che garantiscano la sicurezza dei pazienti con disturbi mentali, soprattutto quando questi sono in stato di crisi o in un ambiente ospedaliero. Questo include la gestione delle situazioni di conflitto e la prevenzione delle fughe.

La **società inclusiva** e la lotta contro la discriminazione sono essenziali per il benessere delle persone con disturbi mentali. La promozione di un ambiente sociale e lavorativo inclusivo e supportivo può contribuire significativamente a migliorare la qualità della vita delle persone affette da disturbi mentali. Gli OSS possono essere agenti di cambiamento in questo senso, promuovendo la diversità e l'inclusione.

Infine, un approccio **olistico** alla salute mentale è sempre più riconosciuto come fondamentale. Ciò implica non solo la gestione dei sintomi, ma anche la considerazione dei bisogni fisici, sociali, spirituali ed emotivi del paziente. Gli OSS possono contribuire a realizzare un approccio olistico, lavorando con un team multidisciplinare di professionisti e coinvolgendo il paziente nella pianificazione e nella gestione delle cure.

L'importanza della **promozione del benessere mentale** non può essere sottovalutata. Gli OSS possono partecipare attivamente a programmi di promozione della salute mentale, educando i pazienti su stili di vita sani, tecniche di gestione dello stress e importanza dell'attività fisica e di una dieta equilibrata per la salute mentale. L'integrazione di queste pratiche nel quotidiano può aiutare a prevenire l'insorgenza di disturbi mentali o a gestire i sintomi esistenti.

L'**alfabetizzazione emotiva**, ovvero la capacità di riconoscere e comprendere le proprie emozioni e quelle degli altri, è un altro aspetto fondamentale. Gli OSS possono essere formati per sviluppare la propria alfabetizzazione emotiva e aiutare i pazienti a fare altrettanto, favorendo così il benessere emotivo e le relazioni interpersonali positive.

L'**autogestione** è particolarmente rilevante per coloro che vivono con disturbi mentali cronici. Gli OSS possono sostenere i pazienti nello sviluppo di strategie di autogestione, facilitando l'accesso a risorse e supporti, e aiutando i pazienti a stabilire e perseguire obiettivi realistici, promuovendo così la loro autonomia e autodeterminazione.

La **formazione sulle competenze sociali** può aiutare i pazienti a migliorare le relazioni interpersonali e a integrarsi meglio nella società. Gli OSS possono giocare un ruolo chiave nell'incoraggiare e sostenere i pazienti nel migliorare le loro competenze sociali attraverso la partecipazione a gruppi e attività comunitarie.

L'**accesso alle terapie** è un elemento critico della gestione dei disturbi mentali. Gli OSS devono essere a conoscenza delle diverse opzioni terapeutiche disponibili, sia farmacologiche che non, e possono collaborare con medici e terapisti per garantire che i pazienti ricevano il trattamento più appropriato.

Le **terapie basate sull'arte**, come l'arteterapia, la musicoterapia e la danzaterapia, stanno guadagnando riconoscimento per il loro potenziale nel trattare vari disturbi mentali. Gli OSS possono incoraggiare la partecipazione a queste terapie e collaborare con i terapeuti specialisti per integrarle nei piani di trattamento.

La **natura** ha dimostrato di avere effetti benefici sulla salute mentale. La promozione di attività all'aperto, giardinaggio terapeutico o semplicemente trascorrere del tempo in ambienti naturali può essere una strategia efficace per migliorare il benessere mentale.

La **digital mental health**, ovvero l'utilizzo di tecnologie digitali per supportare la salute mentale, è un campo in crescita. Gli OSS possono familiarizzare con le applicazioni e le piattaforme digitali che supportano la salute mentale e possono aiutare i pazienti a utilizzare questi strumenti in modo efficace.

Infine, è fondamentale che gli OSS siano **informati e aggiornati** su nuove ricerche, approcci e trattamenti nel campo della salute mentale. La partecipazione a conferenze, seminari e corsi di formazione continua può contribuire a mantenere le loro competenze aggiornate e ad assicurare che i pazienti beneficino delle migliori prassi disponibili nel settore.

Le **tecnologie di realtà virtuale** stanno emergendo come strumenti promettenti nella terapia di disturbi mentali come la fobia sociale e il disturbo post-traumatico da stress. Gli OSS possono acquisire conoscenze su come queste tecnologie vengono implementate nelle terapie, offrendo supporto ai pazienti nell'utilizzo di tali strumenti e monitorando i progressi.

La **meditazione e la mindfulness** sono tecniche efficaci per la gestione dello stress e l'incremento del benessere mentale. Gli OSS possono essere formati in queste pratiche e incoraggiare i pazienti a integrarle nella loro routine quotidiana, offrendo supporto e monitoraggio dei progressi.

Un altro aspetto è l'importanza dell'**igiene del sonno**. Disturbi del sonno e problemi di salute mentale sono spesso interconnessi. Gli OSS possono educare i pazienti sull'importanza di mantenere abitudini di sonno regolari e salutari e sugli approcci per migliorare la qualità del sonno.

Il **sostegno ai familiari** di persone con disturbi mentali è altrettanto cruciale. Gli OSS possono lavorare con le famiglie, fornendo informazioni, supporto e consulenza su come assistere al meglio i loro cari, gestire lo stress associato e navigare nel sistema di assistenza sanitaria.

L'attività fisica regolare è essenziale per la salute mentale. Gli OSS possono incoraggiare e supportare i pazienti nell'incorporare l'esercizio fisico nella loro routine, offrendo informazioni su tipi di attività adatti e monitorando i progressi.

Il **ruolo della nutrizione** nella salute mentale è un campo in crescita di ricerca. Gli OSS possono essere informati sui principi di una dieta equilibrata e sui nutrienti chiave che supportano la salute mentale, e possono collaborare con i nutrizionisti per assicurare che i pazienti seguano una dieta appropriata.

L'ascolto attivo e l'empatia sono competenze fondamentali nella comunicazione con i pazienti affetti da disturbi mentali. Gli OSS possono sviluppare queste competenze attraverso la formazione e l'esperienza, creando un ambiente accogliente e di supporto per i pazienti.

Il **lavoro di rete con professionisti della salute mentale** è essenziale. Gli OSS possono stabilire collaborazioni con psicologi, psichiatri, terapisti occupazionali e altri professionisti per facilitare il riferimento e l'accesso ai servizi, e per assicurare un approccio olistico alla cura.

La **conoscenza dei diritti dei pazienti** è fondamentale. Gli OSS devono essere a conoscenza dei diritti legali e umani dei pazienti con disturbi mentali, e lavorare per assicurare che questi diritti siano rispettati e promossi.

L'advocacy e la lotta allo stigma sono aree in cui gli OSS possono avere un impatto significativo. Attraverso la formazione, la sensibilizzazione e il dialogo possono contribuire a ridurre lo stigma associato ai disturbi mentali e a promuovere l'accesso equo ai servizi di salute mentale.

In conclusione, il campo della salute mentale è ampio e multifacettato, richiedendo un approccio olistico e multiprofessionale. Gli operatori socio-sanitari (OSS) giocano un ruolo fondamentale in questo contesto, offrendo supporto e assistenza a individui con disturbi mentali comuni e contribuendo al loro benessere complessivo. L'approfondimento e la continua formazione sui principi di salute mentale sono indispensabili per gli OSS. Essi devono essere in grado di identificare i segni e i sintomi dei disturbi mentali comuni e comprendere le terapie e le strategie di intervento più efficaci. La comprensione delle sfide e delle esigenze specifiche di questa popolazione è fondamentale per fornire un supporto adeguato e personalizzato.
L'utilizzo di tecnologie innovative, come la realtà virtuale, può arricchire l'arsenale di strumenti terapeutici a disposizione degli OSS. La familiarità con queste tecnologie e la capacità di implementarle nel contesto assistenziale possono

migliorare l'efficacia degli interventi e favorire il recupero dei pazienti.

La promozione di stili di vita salutari, inclusi una buona igiene del sonno, una nutrizione equilibrata e l'attività fisica regolare, è un altro aspetto cruciale del lavoro degli OSS nel campo della salute mentale. Educare e motivare i pazienti a mantenere abitudini salutari può avere un impatto positivo sulla loro salute mentale e sulla qualità della vita complessiva.

La comunicazione empatica e l'ascolto attivo sono competenze essenziali per interagire con i pazienti e i loro familiari. Creare un ambiente accogliente e di supporto può aiutare a instaurare un rapporto di fiducia e facilitare la condivisione delle preoccupazioni e delle esigenze.

La collaborazione con altri professionisti della salute mentale e la conoscenza dei diritti dei pazienti sono fondamentali per assicurare un approccio integrato e rispettoso della dignità umana. Gli OSS possono agire come ponte tra i pazienti e i servizi di salute mentale, facilitando l'accesso alle cure e la continuità assistenziale.

Infine, la partecipazione a iniziative di advocacy e la lotta contro lo stigma associato ai disturbi mentali sono aree in cui gli OSS possono fare la differenza. Contribuire a sensibilizzare l'opinione pubblica e a promuovere l'equità nell'accesso ai servizi di salute mentale può avere un impatto duraturo sulla vita dei pazienti e sul benessere della società nel suo insieme.

In sintesi, gli OSS, attraverso una formazione continua, l'aggiornamento sulle nuove tecnologie e tecniche, e un impegno etico e empatico, possono contribuire significativamente al campo della salute mentale, migliorando la vita dei pazienti e avanzando la comprensione e l'accettazione dei disturbi mentali nella comunità.

27. Aspetti Economici e Finanziari • Remunerazione e diritti dei lavoratori • Gestione finanziaria personale • Opportunità di finanziamento e contributi

Nel campo della professione di Operatore Socio-Sanitario (OSS), gli aspetti economici e finanziari rivestono un'importanza cruciale, in quanto influenzano la sostenibilità e la qualità del servizio offerto.

1. **Remunerazione e Diritti dei Lavoratori:**
   - Gli OSS hanno diritto a una remunerazione equa e adeguata, in linea con il livello di responsabilità e competenza richiesto dalla loro professione. Essere a conoscenza dei propri diritti lavorativi, inclusi salari, orari

di lavoro, permessi e benefit, è
fondamentale per garantire condizioni di
lavoro eque e sostenibili.

- La conoscenza delle normative del lavoro,
  contrattuali e sindacali, aiuta gli OSS a
  navigare nel complesso panorama del
  mondo del lavoro, permettendo loro di
  affrontare situazioni di sfruttamento o di
  violazione dei diritti.
- La formazione continua sui diritti dei
  lavoratori e la partecipazione a iniziative
  sindacali possono rinforzare la posizione
  degli OSS nel dialogo con i datori di lavoro
  e nella tutela dei loro interessi.

2. **Gestione Finanziaria Personale:**
   - La capacità di gestire efficacemente le
     proprie finanze è essenziale per la sicurezza
     economica e il benessere degli OSS. La
     formazione in ambito finanziario, come la
     pianificazione del budget, il risparmio, gli
     investimenti e la gestione del debito, può
     aiutare gli operatori a raggiungere una
     stabilità economica a lungo termine.
   - La conoscenza delle opzioni di
     assicurazione e previdenza complementare
     consente agli OSS di proteggere se stessi e
     le loro famiglie da rischi finanziari, come
     malattia, infortuni o perdita di reddito.

- L'educazione finanziaria può anche preparare gli OSS a gestire eventuali periodi di disoccupazione o transizione professionale, contribuendo a ridurre lo stress economico.

3. **Opportunità di Finanziamento e Contributi:**
   - Gli OSS devono essere informati sulle diverse opportunità di finanziamento e contributi disponibili per supportare la loro formazione e sviluppo professionale. Questo può includere borse di studio, sovvenzioni, finanziamenti europei o nazionali e altre forme di assistenza economica.
   - La capacità di identificare e accedere a tali risorse può contribuire significativamente alla crescita professionale degli OSS, permettendo loro di acquisire nuove competenze, specializzarsi in determinate aree e migliorare la qualità del servizio offerto.
   - La conoscenza delle procedure di domanda e dei criteri di eleggibilità è fondamentale per ottenere finanziamenti e contributi, e può richiedere una formazione specifica o il supporto di consulenti esperti.

In sintesi, un approfondimento degli aspetti economici e finanziari è essenziale per la professione degli OSS. La consapevolezza dei propri diritti lavorativi, una gestione finanziaria personale efficace e l'accesso a opportunità di finanziamento contribuiscono al benessere e allo sviluppo professionale degli operatori, migliorando la sostenibilità e la qualità dell'assistenza socio-sanitaria.

Continuando a considerare gli aspetti economici e finanziari nel ruolo dell'OSS, è essenziale sottolineare ulteriori sfaccettature e dinamiche. Gli OSS operano in un ambiente in cui le risorse possono essere limitate e le esigenze elevate, pertanto, comprendere le sfumature economiche del settore è vitale.

Il settore socio-sanitario è soggetto a fluttuazioni economiche, a variazioni nei finanziamenti pubblici e a cambiamenti nella domanda di servizi. Gli OSS devono essere flessibili e pronti ad adattarsi a queste variazioni, e una comprensione approfondita delle dinamiche economiche può aiutare in questo. Ad esempio, in periodi di restrizioni di bilancio, gli OSS potrebbero dover trovare modi per offrire servizi di alta qualità con risorse limitate, il che potrebbe richiedere creatività e innovazione.

Inoltre, la diversificazione delle fonti di reddito può essere una strategia utile per gli OSS. Essi potrebbero cercare opportunità di lavoro supplementare, sviluppare competenze in settori ad alta domanda o esplorare la possibilità di offrire servizi privatamente. La capacità di navigare nel mercato del lavoro e di identificare opportunità può essere potenziata attraverso la rete di contatti professionali e la partecipazione a eventi di settore.

La legislazione fiscale e i contributi previdenziali sono altri aspetti importanti che gli OSS devono considerare. Essere a conoscenza delle leggi fiscali e dei contributi previdenziali può aiutare gli OSS a gestire al meglio il proprio reddito e a pianificare per il futuro. La formazione in questi argomenti, così come l'utilizzo di strumenti e risorse online, può essere di grande aiuto.

Allo stesso modo, la comprensione dei meccanismi di rimborso e fatturazione nel settore socio-sanitario è fondamentale. Gli OSS dovrebbero essere in grado di navigare nei sistemi di pagamento, comprendere le politiche di rimborso e lavorare in modo efficace con assicurazioni e altri pagatori. Questa competenza è particolarmente importante per coloro che lavorano come freelance o che offrono servizi privatamente.

Infine, l'alfabetizzazione finanziaria è un elemento chiave che può aiutare gli OSS a prendere decisioni informate riguardo agli investimenti, ai risparmi e alla gestione del debito. La formazione in questo campo può contribuire a migliorare la sicurezza finanziaria e a ridurre lo stress economico.

In generale, un approccio proattivo all'apprendimento e all'adattamento può aiutare gli OSS a navigare con successo nel complesso panorama economico e finanziario del settore socio-sanitario. La capacità di anticipare i cambiamenti, di adattarsi e di sfruttare le opportunità disponibili è cruciale per la sostenibilità e il successo a lungo termine nella professione.

La conoscenza degli aspetti economici e finanziari per un OSS si estende anche all'importanza di comprendere le variazioni economiche regionali e locali. Diversi territori possono avere livelli di finanziamento e risorse disponibili diversi, e ciò può influenzare sia la disponibilità di posti di lavoro che le condizioni di lavoro per gli OSS. Avere una comprensione delle differenze regionali e delle opportunità locali può consentire agli OSS di posizionarsi strategicamente nel mercato del lavoro.

Un altro aspetto rilevante è la consapevolezza delle politiche sanitarie e sociali che possono influenzare direttamente o indirettamente il settore. Le riforme legislative, i cambiamenti nelle politiche di finanziamento e le variazioni nei programmi di assistenza possono avere un impatto significativo sulla domanda di servizi OSS e, di conseguenza, sulle opportunità di lavoro e sulla remunerazione. Mantenere un interesse attivo nelle tendenze politiche e legislative può aiutare gli OSS a anticipare cambiamenti e adattarsi di conseguenza. Inoltre, la gestione sostenibile delle proprie risorse finanziarie e la pianificazione per il futuro sono fondamentali. Gli OSS potrebbero trovare utile esplorare opzioni di investimento, assicurazioni e piani pensionistici per garantire la loro sicurezza finanziaria a lungo termine. La partecipazione a seminari, workshop e corsi di formazione su questi argomenti può essere un modo efficace per acquisire competenze e conoscenze finanziarie.

L'auto-imprenditorialità è un'altra opzione che gli OSS potrebbero esplorare. Ci sono diverse opportunità per gli OSS di avviare la propria attività o di lavorare come professionisti autonomi. Questo richiede una comprensione approfondita della gestione aziendale, della fatturazione, delle tasse e della legislazione del lavoro. L'educazione e la formazione in questi ambiti possono essere preziose per gli OSS che desiderano intraprendere questa strada.

La negoziazione salariale è un'abilità essenziale nel contesto economico e finanziario. Gli OSS devono essere in grado di valutare il proprio valore sul mercato del lavoro e di negoziare condizioni di lavoro e remunerazione adeguate. Questo include la capacità di valutare offerte di lavoro, comprendere i benefici e gli svantaggi di diverse posizioni e lavorare in modo efficace con i datori di lavoro per raggiungere un accordo soddisfacente.

Infine, la rete di contatti professionali gioca un ruolo significativo nella carriera di un OSS. Avere connessioni nel settore può offrire opportunità di lavoro, fornire supporto e consulenza e aiutare a navigare nel panorama economico e finanziario. La partecipazione a eventi del settore, a conferenze e a organizzazioni professionali può aiutare a sviluppare e mantenere una rete di contatti solida e diversificata.

Per concludere, la navigazione attraverso gli aspetti economici e finanziari è un elemento fondamentale della professione di OSS. Il panorama lavorativo e finanziario in cui gli OSS operano è complesso e in continua evoluzione, rendendo essenziale una comprensione profonda e aggiornata di questi aspetti.

Gli operatori devono essere proattivi nel mantenere la loro consapevolezza delle tendenze economiche, delle variazioni legislative e delle opportunità di finanziamento, poiché questi fattori possono influenzare significativamente le condizioni di lavoro, la remunerazione e la disponibilità di posti di lavoro. La capacità di adattarsi a queste variazioni e di anticipare i cambiamenti nel settore è cruciale per garantire la stabilità e la crescita professionale.

La gestione finanziaria personale è un'altra area di grande importanza. Gli OSS dovrebbero avere una strategia finanziaria solida, che includa investimenti, assicurazioni e piani pensionistici, per garantire la loro sicurezza finanziaria a lungo termine. L'educazione finanziaria continua è essenziale per rimanere informati sulle migliori pratiche e strategie finanziarie.

Per coloro che esplorano la strada dell'auto-imprenditorialità, acquisire competenze in gestione aziendale, fatturazione, tasse e legislazione del lavoro è fondamentale. Questa via offre molte opportunità, ma richiede anche una gestione attenta e una pianificazione accurata per garantire il successo.

L'abilità nella negoziazione salariale e la capacità di valutare e contrastare offerte di lavoro sono competenze chiave che gli OSS devono sviluppare per assicurarsi condizioni di lavoro e remunerazioni adeguate. L'educazione continua e la partecipazione a workshop e seminari su questi argomenti possono contribuire al miglioramento di queste competenze.

Infine, il networking e la creazione di una rete di contatti solidale e diversificata nel settore sanitario possono aprire le porte a numerose opportunità, offrire supporto e consulenza e facilitare la navigazione attraverso il panorama economico e finanziario della professione. La partecipazione attiva in organizzazioni professionali e eventi del settore è fondamentale per sviluppare relazioni e connessioni significative nel campo.

In sintesi, una gestione attenta e informata degli aspetti economici e finanziari è indispensabile per la crescita e il successo a lungo termine degli OSS nel settore sanitario, e l'investimento in formazione continua, networking e sviluppo delle competenze in questo ambito è cruciale.

28. Ricerca e Innovazione • Importanza della ricerca nel settore socio-sanitario • Partecipazione a progetti di ricerca • Innovazioni nel campo dell'assistenza

La ricerca e l'innovazione sono componenti chiave nel settore socio-sanitario, poiché spingono i limiti della conoscenza, introducono nuove tecnologie e pratiche, e contribuiscono all'evoluzione continua delle cure e dell'assistenza. Gli OSS, essendo parte integrante del sistema sanitario, hanno un ruolo significativo da svolgere in questo ambito. L'importanza della ricerca nel settore socio-sanitario non può essere sottovalutata. Esplorando e studiando nuove teorie, pratiche e metodi di trattamento, la ricerca contribuisce all'avanzamento della scienza medica e alla promozione di cure più efficaci e personalizzate. La ricerca fornisce la base su cui si costruisce l'intero settore, con studi e sperimentazioni che contribuiscono a identificare le migliori prassi e a sviluppare nuovi interventi.

La partecipazione degli OSS a progetti di ricerca è di vitale importanza. Essi possono contribuire attraverso la raccolta e l'analisi dei dati, l'osservazione dei pazienti, e la partecipazione alle fasi di sperimentazione e implementazione delle innovazioni. Essere coinvolti nella ricerca consente agli OSS di acquisire nuove competenze, di rimanere aggiornati sulle ultime scoperte del settore, e di contribuire attivamente al progresso della scienza medica.

Le innovazioni nel campo dell'assistenza sono costanti e hanno un impatto diretto sulla qualità delle cure fornite. Esse possono includere nuovi dispositivi medici, software avanzati di gestione pazienti, tecniche di cura e trattamento migliorate, e nuovi modelli di assistenza. È fondamentale per gli OSS mantenere una conoscenza aggiornata di queste innovazioni, in quanto l'adozione e l'integrazione di nuove tecnologie e pratiche possono migliorare significativamente l'efficacia dell'assistenza. Inoltre, l'adozione di innovazioni nel campo dell'assistenza richiede una formazione continua e una capacità di adattamento da parte degli OSS. Dovrebbero essere proattivi nel cercare opportunità di apprendimento e formazione, per assicurarsi di poter utilizzare al meglio le nuove tecnologie e metodologie introdotte nel loro campo di lavoro.

In conclusione, la ricerca e l'innovazione sono pilastri del settore socio-sanitario, che influenzano direttamente il modo in cui gli OSS forniscono assistenza ai pazienti. La partecipazione attiva a progetti di ricerca e l'adozione di innovazioni nel campo dell'assistenza sono essenziali per assicurare che gli OSS siano sempre all'avanguardia nel loro campo e possano fornire cure di alta qualità ai loro pazienti. La formazione continua e la volontà di apprendere e adattarsi sono elementi chiave per navigare con successo in un ambiente in costante evoluzione.

La dinamica tra ricerca e pratica quotidiana nel settore socio-sanitario è continua e reciprocamente arricchente. Gli Operatori Socio-Sanitari (OSS) si trovano all'incrocio tra l'innovazione che nasce dai laboratori di ricerca e la realtà tangibile delle esigenze dei pazienti. La natura del loro lavoro li posiziona come testimoni privilegiati delle possibilità offerte dalle nuove scoperte, ma anche delle sfide che queste possono portare nell'ambito assistenziale.

La collaborazione multidisciplinare è un elemento cruciale per la trasformazione delle scoperte scientifiche in applicazioni concrete. Gli OSS possono interagire con ricercatori, medici, infermieri e altri professionisti del settore per condividere esperienze, osservazioni e feedback, contribuendo a modellare le innovazioni in modo che siano realmente utili e rispondenti alle necessità dei pazienti. La loro voce è essenziale nel processo di sviluppo e adattamento delle nuove tecnologie e metodologie, assicurando che l'innovazione risulti effettivamente in un miglioramento della qualità dell'assistenza.

Inoltre, gli OSS sono spesso coinvolti in studi osservazionali e sperimentazioni cliniche, dove la loro conoscenza diretta delle dinamiche quotidiane dell'assistenza può offrire insight preziosi. La loro partecipazione attiva in tali studi non solo arricchisce la ricerca con dati e informazioni reali, ma permette anche agli OSS stessi di sviluppare una comprensione più profonda dei principi scientifici e delle best practice emergenti nel loro campo.

Le innovazioni tecnologiche, in particolare, stanno rivoluzionando il settore dell'assistenza sanitaria. Dai sistemi di monitoraggio remoto alla telemedicina, dalla robotica all'intelligenza artificiale, le nuove tecnologie offrono strumenti potenti per migliorare l'efficienza, l'efficacia e la personalizzazione delle cure. Gli OSS devono essere attenti a mantenere un equilibrio tra l'entusiasmo per le nuove possibilità e la consapevolezza delle implicazioni etiche e umane dell'adozione di tali tecnologie.

La formazione e l'aggiornamento continuo diventano, quindi, ancor più essenziali in questo contesto di rapida evoluzione. Gli OSS hanno la responsabilità di mantenersi informati sulle ultime novità del settore, di acquisire le competenze necessarie per utilizzare i nuovi strumenti e di riflettere criticamente su come questi possono essere integrati nel loro lavoro quotidiano in modo etico e rispettoso delle persone assistite.

Allo stesso tempo, è importante che gli OSS siano parte attiva nella diffusione della cultura dell'innovazione nel contesto in cui operano, contribuendo alla creazione di un ambiente che accolga il cambiamento e valorizzi la sperimentazione e l'apprendimento continuo. Essere protagonisti del processo innovativo permette di vivere il cambiamento non come un'imposizione esterna, ma come un'opportunità di crescita professionale e di miglioramento delle cure.

Infine, è essenziale sottolineare il ruolo della riflessione e della discussione collegiale nell'ambito della ricerca e dell'innovazione. Gli OSS, insieme ai loro colleghi e superiori, possono contribuire a creare spazi di dialogo e confronto dove esplorare i benefici e i dilemmi posti dalle nuove scoperte, valutando attentamente come queste possono essere integrate nella pratica quotidiana in modo costruttivo ed eticamente sostenibile.

La ricerca e l'innovazione nel settore socio-sanitario sono pilastri fondamentali per migliorare la qualità e l'efficacia dell'assistenza. In tale ambito, gli Operatori Socio-Sanitari (OSS) giocano un ruolo vitale, agendo come mediatori tra i progressi della ricerca scientifica e la realtà delle esigenze quotidiane dei pazienti.

La partecipazione attiva degli OSS in progetti di ricerca e sperimentazione contribuisce a una trasformazione consapevole e centrata sul paziente delle scoperte scientifiche in prassi quotidiana. La loro prospettiva unica e la profonda conoscenza delle dinamiche assistenziali sono risorse inestimabili per affinare e personalizzare le innovazioni, assicurando che queste rispondano effettivamente ai bisogni delle persone assistite.

Parallelamente, l'emergere di nuove tecnologie e metodologie comporta la necessità di un aggiornamento costante delle competenze. Gli OSS devono, quindi, essere impegnati in un percorso di formazione continua, che permetta loro di acquisire le abilità necessarie per utilizzare efficacemente i nuovi strumenti e di sviluppare una riflessione critica sulle implicazioni etiche e pratiche della loro adozione. La promozione della cultura dell'innovazione è altresì fondamentale. Gli OSS, attraverso la collaborazione e il dialogo con colleghi e responsabili, possono favorire la creazione di un ambiente lavorativo che accoglie e stimola il cambiamento, valorizzando la sperimentazione e l'apprendimento come occasioni di crescita professionale e di elevamento degli standard assistenziali.

Inoltre, il coinvolgimento degli OSS nella diffusione delle best practices emergenti e nella condivisione delle conoscenze acquisite contribuisce a rafforzare la capacità del sistema socio-sanitario di rispondere in modo flessibile e innovativo alle sfide del presente e del futuro. Il loro ruolo non è soltanto quello di esecutori, ma anche di promotori di un'assistenza sempre più qualificata e centrata sulle persone.

In conclusione, la ricerca e l'innovazione sono elementi imprescindibili per l'avanzamento del settore socio-sanitario, e gli OSS sono protagonisti attivi di questo processo. Il loro impegno nella formazione, nella sperimentazione e nella riflessione critica è essenziale per garantire che i benefici delle scoperte scientifiche e tecnologiche si traducano in miglioramenti concreti e sostenibili per i pazienti e la comunità. Essere attori consapevoli dell'evoluzione del proprio campo professionale permette agli OSS di contribuire significativamente al progresso dell'assistenza e alla realizzazione di un sistema socio-sanitario sempre più equo, inclusivo e umano.

29. Benessere dell'Operatore • Autocura e benessere personale • Gestione dello stress e burnout • Equilibrio tra vita privata e lavoro

Il benessere dell'Operatore Socio-Sanitario (OSS) è un aspetto cruciale per garantire un'assistenza efficace e di qualità. Il lavoro dell'OSS può essere estremamente gratificante, ma anche impegnativo e stressante, e può comportare rischi di burnout. È quindi fondamentale che gli OSS implementino strategie di autocura e trovino un equilibrio tra vita lavorativa e personale.

1. **Autocura e Benessere Personale:** L'autocura è la pratica di prendersi cura del proprio benessere fisico, mentale ed emotivo. Per un OSS, questo può includere pratiche come il mantenimento di uno stile di vita salutare, attraverso una dieta equilibrata, esercizio fisico regolare e sonno adeguato. La mindfulness e la meditazione possono contribuire a ridurre lo stress e a migliorare la consapevolezza e la concentrazione. È inoltre fondamentale che gli OSS abbiano spazi di riflessione e siano supportati in un percorso di crescita e sviluppo personale.

2. **Gestione dello Stress e Burnout:** Lo stress cronico e la sindrome del burnout sono rischi significativi nel settore socio-sanitario. Gli OSS possono beneficiare di formazioni e workshop

specifici su come riconoscere i segni di stress e burnout e su come gestirli efficacemente. Tecniche di gestione dello stress, come la respirazione profonda, la programmazione di pause regolari e la definizione di limiti chiari tra lavoro e vita privata, possono essere particolarmente utili. L'accesso a supporto psicologico e consulenza può aiutare a prevenire e gestire situazioni di burnout.

3. **Equilibrio tra Vita Privata e Lavoro:** Trovare un equilibrio tra le esigenze della vita professionale e quelle personali è essenziale per il benessere dell'OSS. Questo può significare stabilire confini chiari tra orari di lavoro e tempo libero, dedicare tempo a hobby e attività piacevoli, e trascorrere momenti di qualità con famiglia e amici. La promozione di un ambiente di lavoro flessibile e sostenibile e il supporto da parte dei datori di lavoro possono facilitare il raggiungimento di questo equilibrio.

In sintesi, il benessere dell'OSS è intrinsecamente legato alla qualità dell'assistenza fornita. L'implementazione di strategie di autocura, la gestione proattiva dello stress e del burnout, e il mantenimento di un equilibrio sano tra vita professionale e personale sono elementi chiave per sostenere gli OSS nel loro ruolo essenziale all'interno del sistema socio-sanitario. L'attenzione e l'impegno da parte delle istituzioni e dei datori di lavoro nel promuovere e supportare il benessere degli operatori rappresentano investimenti fondamentali per il benessere dei pazienti e per la qualità dell'assistenza erogata.

 Riconoscere l'importanza del benessere dell'Operatore Socio-Sanitario è fondamentale non solo per l'individuo, ma anche per la comunità nel suo insieme. Gli OSS svolgono un ruolo essenziale nell'assistenza ai più vulnerabili, pertanto il loro benessere è strettamente collegato all'efficacia del servizio che forniscono. Un aspetto rilevante del benessere dell'Operatore è la capacità di gestire le relazioni interpersonali, sia con i pazienti che con i colleghi. Creare un ambiente di lavoro positivo e collaborativo può aiutare a ridurre i conflitti e migliorare la soddisfazione lavorativa. Inoltre, partecipare a gruppi di supporto o sessioni di supervisione può offrire agli OSS uno spazio sicuro in cui condividere esperienze e sfide e ricevere consigli e sostegno.
È anche importante sottolineare l'importanza della formazione continua. Mantenere le competenze aggiornate e acquisire nuove conoscenze sono aspetti chiave per sentirsi competenti e sicuri nel proprio ruolo. L'accesso a opportunità di formazione e sviluppo

professionale può contribuire a migliorare l'autostima e la motivazione, oltre a fornire strumenti utili per affrontare le sfide quotidiane. La consapevolezza e la prevenzione sono elementi fondamentali per affrontare temi come lo stress e il burnout. Imparare a riconoscere i primi segni di malessere e adottare strategie di coping può aiutare a prevenire l'esaurimento professionale. Inoltre, promuovere la resilienza attraverso la formazione e il supporto può contribuire a rafforzare la capacità degli OSS di affrontare le sfide emotive e lavorative.

La salute fisica è un altro pilastro del benessere dell'Operatore. Adottare misure ergonomiche, utilizzare attrezzature adeguate e seguire protocolli di sicurezza sono pratiche fondamentali per prevenire infortuni e affaticamento. La promozione di stili di vita salutari, incluso l'esercizio fisico regolare e una nutrizione equilibrata, può avere un impatto positivo sulla salute generale e sulla resistenza allo stress.

Incoraggiare l'autoriflessione e lo sviluppo di una maggiore consapevolezza di sé può aiutare gli OSS a identificare i propri bisogni e a cercare supporto quando necessario. La riflessione sulla propria pratica e sulle proprie emozioni può offrire spunti preziosi per il miglioramento personale e professionale.

Infine, il riconoscimento e l'apprezzamento del lavoro svolto possono avere un impatto significativo sul morale e sulla motivazione. Creare un sistema di feedback positivo e valorizzare le competenze e gli sforzi degli OSS può contribuire a creare un ambiente di lavoro positivo e a ridurre il turnover del personale.
In conclusione, il benessere dell'Operatore Socio-Sanitario è un elemento complesso e multifattoriale che richiede un approccio olistico e proattivo. La promozione della salute mentale, fisica ed emotiva, insieme alla formazione, al supporto e al riconoscimento, sono tutti aspetti fondamentali per garantire che gli OSS possano svolgere il loro ruolo in modo efficace ed efficiente.

Il benessere dell'Operatore Socio-Sanitario (OSS) non è soltanto un prerequisito per garantire un'assistenza sanitaria di qualità, ma rappresenta un diritto fondamentale dell'individuo che opera in questo settore. L'attenzione all'autocura, al benessere personale, alla gestione dello stress e burnout, e all'equilibrio tra vita privata e lavoro è vitale, e necessita un approfondimento dettagliato.

Autocura e Benessere Personale
La cura di sé non è un optional, ma un elemento necessario che si riflette direttamente sulla

qualità dell'assistenza fornita. Gli OSS dovrebbero essere formati ed incoraggiati ad adottare comportamenti salutari, come una dieta equilibrata, esercizio fisico regolare e sonno adeguato, nonché pratiche di mindfulness e meditazione per la salute mentale. Partecipare a workshop e corsi dedicati al benessere personale può arricchire le competenze degli OSS su come mantenere uno stato di salute ottimale.

Gestione dello Stress e Burnout

L'esposizione costante a situazioni emotivamente difficili può portare gli operatori a sviluppare stress e burnout. È imperativo che le istituzioni sanitarie implementino protocolli e offrano supporto psicologico, come consulenza e terapia. L'implementazione di strategie preventive, come la formazione sulla gestione dello stress e l'importanza di pause regolari durante il lavoro, sono essenziali. La creazione di un ambiente di lavoro supportivo e la promozione di relazioni positive tra colleghi possono anche contribuire a ridurre il rischio di burnout.

Equilibrio tra Vita Privata e Lavoro

Mantenere un equilibrio tra le esigenze professionali e la vita personale è cruciale. Lavorare in turni prolungati o in condizioni stressanti può compromettere la qualità della vita degli OSS. Le politiche del lavoro devono quindi garantire turni equi, periodi di riposo adeguati e supporto per le necessità personali e familiari degli operatori. È altresì importante che gli OSS siano consapevoli dell'importanza di dedicare tempo alle proprie passioni, hobby e relazioni al di fuori del contesto lavorativo.

Formazione e Crescita Professionale

Il benessere dell'operatore è strettamente legato anche alle opportunità di crescita e sviluppo professionale. Avere percorsi di carriera chiari, accesso a formazione continua e possibilità di specializzazione può aumentare la motivazione, la soddisfazione lavorativa e il senso di realizzazione personale.

Cultura Organizzativa e Riconoscimento

Una cultura organizzativa positiva che valorizza il contributo degli OSS e riconosce i loro sforzi è fondamentale. Premi, incentivi e feedback positivi possono migliorare l'autostima e la morale, rendendo gli operatori più resilienti e soddisfatti del proprio lavoro.

Supporto da Parte delle Istituzioni

Le istituzioni sanitarie e sociali hanno il dovere di creare un ambiente di lavoro sicuro, inclusivo e supportivo. La fornitura di risorse, strumenti e formazioni necessarie, unita ad un atteggiamento di ascolto e rispetto nei confronti delle esigenze degli operatori, contribuirà a creare un contesto lavorativo favorevole al benessere.

In sintesi, il benessere dell'Operatore Socio-Sanitario è un elemento chiave che influisce direttamente sulla qualità dell'assistenza fornita ai pazienti. La promozione di pratiche di autocura, la gestione attiva dello stress e del burnout, la creazione di un equilibrio tra vita lavorativa e personale, insieme all'investimento in formazione e sviluppo, sono tutti fattori che contribuiscono significativamente al benessere dell'OSS. Le istituzioni, i team di lavoro e gli stessi operatori hanno la responsabilità congiunta di costruire un ambiente lavorativo sostenibile e supportivo, dove il benessere dell'operatore è valorizzato e promosso.

30. Conclusioni e Prospettive Future • Riflessioni finali • Sfide future del settore • Opportunità di crescita e sviluppo

Le conclusioni e prospettive future dell'Operatore Socio-Sanitario (OSS) sono cruciali per comprendere le dinamiche, le sfide e le opportunità in un settore in continua evoluzione. Esploriamo queste dimensioni nel dettaglio.
Riflessioni Finali
Gli OSS svolgono un ruolo centrale nel sistema sanitario e sociale, contribuendo

significativamente alla cura e al benessere dei pazienti. La diversità e la complessità dei compiti svolti dagli OSS sottolineano la necessità di una formazione continua e di un supporto costante per garantire un servizio di qualità. Inoltre, l'attenzione al benessere dell'operatore è essenziale per prevenire burnout e assicurare la sostenibilità del lavoro nel lungo termine. È quindi fondamentale che ci sia un riconoscimento della professione, non solo a livello economico, ma anche sociale e culturale.

Sfide Future del Settore

Il settore socio-sanitario è caratterizzato da una serie di sfide, tra cui l'invecchiamento della popolazione, l'aumento delle malattie croniche e la necessità di integrare servizi sanitari e sociali. Questo richiede una maggiore flessibilità e adattabilità da parte degli OSS. L'evoluzione tecnologica rappresenta inoltre una sfida e un'opportunità, poiché introduce nuovi strumenti e metodologie, ma richiede anche una costante aggiornamento delle competenze. Inoltre, le aspettative crescenti dei pazienti e delle loro famiglie, insieme alle pressioni economiche, mettono a dura prova il sistema e i suoi operatori.

Opportunità di Crescita e Sviluppo

Nonostante le sfide, il settore offre numerose opportunità di crescita e sviluppo. L'innovazione tecnologica, ad esempio, può migliorare l'efficienza e l'efficacia dell'assistenza, oltre a creare nuovi ruoli e funzioni per gli OSS. Inoltre, l'aumento della domanda di servizi socio-sanitari apre la strada a nuove assunzioni e avanzamenti di carriera. La formazione continua e la specializzazione possono inoltre contribuire all'arricchimento delle competenze e alla diversificazione delle attività. Infine, la crescente attenzione al benessere dei lavoratori può portare a un miglioramento delle condizioni di lavoro e della qualità della vita professionale.

Visione a Lungo Termine

Guardando al futuro, è auspicabile che gli OSS siano sempre più riconosciuti come figure chiave all'interno del sistema sanitario e sociale. La loro formazione, il loro sviluppo professionale e il loro benessere dovrebbero essere al centro delle politiche sanitarie, in modo da garantire un'assistenza di alta qualità e sostenibile nel tempo. La collaborazione tra diversi livelli di governo, istituzioni sanitarie, università e associazioni professionali sarà essenziale per realizzare questa visione e affrontare con successo le sfide future.

In conclusione, sebbene il percorso sia complesso e le sfide numerose, le prospettive future per gli Operatore Socio-Sanitario sono promettenti, caratterizzate da opportunità di crescita, innovazione e rinnovamento continuo. La chiave del successo risiederà nella capacità di adattarsi, innovarsi e mantenere uno sguardo proiettato verso il futuro, pur rimanendo fedeli ai principi fondamentali di cura e umanità che sono alla base della professione.

Concludendo, questo libro ha esplorato in dettaglio i vari aspetti e dimensioni del ruolo dell'Operatore Socio-Sanitario (OSS). Abbiamo esaminato la formazione e le competenze necessarie, gli ambiti di intervento, la relazione con i pazienti e le famiglie, l'etica professionale, lo sviluppo professionale, la gestione delle emergenze, la mobilità e il trasferimento dei pazienti, la gestione della mortalità e del lutto, la salute mentale, gli aspetti economici e finanziari, la ricerca e innovazione, il benessere dell'operatore, e infine le riflessioni e le prospettive future nel settore.
Ogni capitolo ha fornito spunti di riflessione, consigli pratici e strategie per affrontare le sfide quotidiane e per promuovere lo sviluppo professionale degli OSS. La professione dell'OSS è essenziale nel panorama sanitario e sociale, e come tale, richiede un impegno costante nella formazione, nell'aggiornamento e nel mantenimento di un alto standard etico e professionale.

Per ulteriori informazioni, approfondimenti e aggiornamenti sul ruolo dell'Operatore Socio-Sanitario e sul settore socio-sanitario in generale, vi suggeriamo di consultare i seguenti siti web e risorse:

1. **Ministero della Salute** - www.salute.gov.it - Il sito ufficiale del Ministero della Salute italiano offre una vasta gamma di informazioni e risorse relative alla sanità, alle politiche sanitarie, e alla formazione nel settore sanitario.

2. **Istituto Superiore di Sanità (ISS)** - www.iss.it - L'ISS è il principale centro di ricerca scientifica e tecnica del Servizio Sanitario Nazionale italiano. Sul sito è possibile trovare numerose pubblicazioni, articoli e guide sull'ambito sanitario.

3. **Federazione Italiana degli Operatori dei Servizi Socio-Sanitari (FIOSS)** - www.fioss.it - La FIOSS è un'associazione che rappresenta gli OSS a livello nazionale, offrendo supporto, formazione e aggiornamenti.

4. **European Health Management Association (EHMA)** - www.ehma.org - L'EHMA è un'organizzazione che si occupa di gestione sanitaria a livello europeo, con molte risorse utili sul miglioramento delle competenze e delle conoscenze nel settore.

5. **World Health Organization (WHO)** - www.who.int - La WHO offre una vasta gamma

di risorse e linee guida su tutti gli aspetti della sanità a livello globale.

In aggiunta, si consiglia di esplorare ulteriori testi, manuali, e riviste specializzate, partecipare a corsi di formazione continua, seminari e conferenze, e di aderire a forum e gruppi di discussione online dedicati agli OSS per scambiare esperienze, consigli e best practice. La crescita professionale e la qualità dell'assistenza offerta sono frutto di un impegno continuo e di un costante aggiornamento.

Speriamo che questo libro sia stato di aiuto e che possa servire da guida e punto di riferimento per tutti gli Operatori Socio-Sanitari, sia che siano all'inizio della loro carriera, sia che siano professionisti esperti. Ricordate, il vostro ruolo è fondamentale per il benessere dei pazienti e della comunità, e ogni giorno fate la differenza nella vita delle persone che assistete.